メディカル・ホームワーク

実習までにやっておきたい！

小児看護学まとめドリル
― おさえておきたい小児看護の基本 ―

3週間速習

JN245420

| 編　　集 | SENKOSHA メディカルドリル編集部 |

企画協力	小﨑　妙子 ● Taeko Kosaki　埼玉医科大学附属総合医療センター看護専門学校 教務主任
	佐藤　友歌 ● Tomoka Sato　埼玉医科大学附属総合医療センター看護専門学校 専任教員
	山野　　歩 ● Ayumi Yamano　埼玉医科大学附属総合医療センター看護専門学校 専任教員
	田村　佳子 ● Yoshiko Tamura　埼玉医科大学附属総合医療センター看護専門学校 専任教員

CONTENTS

1日目 小児期の成長と発達

2日目 新生児の身体的特徴

3日目 乳児期の成長・発達と課題

4日目 幼児期の成長・発達と課題

5日目 学童期の成長・発達と課題

6日目 思春期の成長・発達と課題

7日目 新生児期・乳児期の栄養

8日目 離乳の進め方

9日目 幼児期・学童期・思春期の栄養と食事

10日目 小児の日常生活と看護

11日目 バイタルサイン測定と身体測定

12日目 排泄の援助とトイレットトレーニング

13日目 小児の病気と看護

14日目 小児の入院と看護

15日目 小児の事故と救急

16日目 子どもの予防接種

17日目 小児医療の現状と社会保障

18日目 児童福祉と母子保健

19日目 子どもの出生と死亡

20日目 子どもの権利

21日目 学校保健と特別支援教育

別冊 解答と解説

本書のポイント

● テスト感覚で臨める小児看護学のまとめノート

● 実践前の知識確認に最適のワークブック

● 自分でまとめ、書いて覚えるから知識が身につく

● 丸暗記ではない理解力を求める問題を多数収載！

小児看護学まとめドリル

1日目 小児期の成長と発達

学習日　　月　　日

点／100点

1 小児期の成長・発達と評価についての文章を読み、設問に答えなさい。

　小児期は、遺伝や環境的要因などによって身体的に発育し、さらにはさまざまな経験をすることにより精神的にも大人へと成長していく。小児期は成長・発達の段階ごとに、生後　①　年未満の乳児期、小学校就学前までの　②　期、小学校就学から卒業までの　③　期、第二次性徴の発現する　④　期、そして青年期に分けられる。　①　期のうち、生後　⑤　日までを特に新生児期という。小児期の看護においては、正常な成長・発達を評価し、それぞれのレベルに合わせたケアや支援を行うことが重要となる。身長や体重の評価として用いられる方法には、<u>パーセンタイル値</u>やSD値、カウプ指数、ローレル指数、肥満度などがある。また精神機能、運動機能の評価としては、<u>デンバー式発達判定法</u>や知能指数、発達指数などが指標とされる。

（1）空欄①～⑤に当てはまる語句・数字を書きなさい。　　　　　　　　　　　　　　　　　　［各6点・合計30点］

①	②	③	④	⑤

（2）小児期に成長・発達を評価する目的は何か。簡潔に書きなさい。　　　　　　　　　　　　　　　　　　　［8点］

（3）パーセンタイル値とはどのような指標をいうか。簡潔に書きなさい。　　　　　　　　　　　　　　　　　［8点］

（4）デンバー式発達判定法についての説明で、正しいものはどれか。　　　　　　　　　　　　　　　　　　　［6点］

　　1．個人－社会、言語、粗大運動の3領域で評価する。
　　2．評価の対象は、6～12歳である。
　　3．合計120項目について到達レベルが示されている。
　　4．評価は数値ではなく、「正常」「疑い」「判定不能」で示される。　　　　　　　　　　（　　　　）

（5）体格の評価についての説明で、誤っているものはどれか。　　　　　　　　　　　　　　　　　　　　　　［6点］

　　1．SD値は、低身長の判別に用いられる。
　　2．カウプ指数では、15～19程度が正常の目安である。
　　3．ローレル指数は、乳幼児の発育状態を評価するのに適している。
　　4．学童で肥満度が＋20％以上の場合には、肥満とされる。　　　　　　　　　　　　　　（　　　　）

2 成長・発達の特徴についての文章を読み、設問に答えなさい。

　　乳幼児期は、一生のうちで最も著しい速度で成長・発達を遂げる時期である。成長・発達は、形態的な発育や機能の発達など、さまざまな現象でみられるが、その過程には一定の方向性・順序性をみることができる。しかし成長・発達の速度についてはすべての器官が一定の速度で成長・発達するのではなく、器官ごとにそのスピードが異なる。生まれつきもつ遺伝的因子により一定の成長は示すが、環境的因子が成長・発達を大きく左右し、ときに発達の遅れや障害を引き起こすこともある。そのため親や養育者、看護師などは、とくに成長・発達の臨界期において、発育を妨げるような因子についてより注意を払うことが重要といえる。

（1）下線の成長における「一定の方向性・順序性」とはどのようなものをいうか。　　　　　［8点］

（2）成長・発達に影響を与える環境的因子を2つ挙げなさい。　　　［1つにつき5点・合計10点］

　　　①

　　　②

（3）下線の臨界期とはどのような時期をいうか。　　　　　　　　　　　　　　　　　　　［8点］

（4）器官ごとの成長速度についての説明で、正しいものはどれか。　　　　　　　　　　　［6点］

　　　1．脳神経系は、器官の中で成長が最も遅く進む。
　　　2．生殖器の発達は早く、幼児に顕著である。
　　　3．身長の発育速度は、生後半年くらいの間が最大である。
　　　4．リンパ系の成長は遅く、思春期以降も成長が続く。　　　　　　　（　　　　　）

3 つぎの文章で、正しいものには〇、誤っているものには×を書きなさい。　　　［各2点・合計10点］

（1）子どもが正常に発達している場合には特に親に伝える必要はない。　　　　　（　　　　　）

（2）ヒトの成長・発達の速度には、個人差もある。　　　　　　　　　　　　　　（　　　　　）

（3）小児期は、身体的な発育に比べ心理的な発達は緩徐である。　　　　　　　　（　　　　　）

（4）乳幼児身体発育調査は、厚生労働省が10年ごとに報告する。　　　　　　　（　　　　　）

（5）パーセンタイル値3～97の範囲内でも成長の停滞があれば精密検査対象となる。（　　　　　）

2日目 新生児の身体的特徴

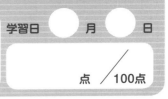

1 新生児の身体的な特徴についての文章を読み、設問に答えなさい。

　生後　ア　未満の児を新生児という。新生児期は、胎外生活に適応していく重要な時期であり、看護師として、さまざまな変化に注意し、支援をする必要がある。新生児ではさまざまな原始反射がみられ、その評価は神経系のアセスメントに重要である。また新生児の発育は、出生時体重標準曲線や出生時身長標準曲線などを使用し、標準値と比較して評価する。出生後は母乳などにより栄養を摂取し、身長も体重も増加していくが、体重については生後2～3日頃に出生時体重の　イ　％の減少がみられる。これを生理的体重減少という。また同じ頃、皮膚や眼球結膜の色が一時的に黄色を呈するようになる。これを新生児黄疸という。生理的な新生児黄疸は、通常生後　ウ　ほどで自然と消失する。

(1) アに当てはまる語句を書きなさい。　　［6点］

(2) つぎのうち、出生時にみられる原始反射ではないものはどれか。　　［6点］

　1．緊張性頸反射
　2．把握反射
　3．モロー反射
　4．パラシュート反射　　　　　　　　　　　　　　　　　（　　　　）

(3) イに当てはまるのはどれか。　　［6点］

　1．1～2　　2．3～5　　3．5～10　　4．10～15　　　　　（　　　　）

(4) ウに当てはまるのはどれか。　　［6点］

　1．4～5日　　2．7～10日　　3．2～3週間　　4．1ヶ月　　（　　　　）

(5) 新生児の生理的体重減少がなぜ起こるか簡潔に説明しなさい。　　［8点］

(6) 新生児に生理的黄疸が起こるのはなぜか。理由を2つ挙げなさい。　　［1つにつき4点・合計8点］

　①

　②

2 新生児の呼吸と循環についての文章を読み、設問に答えなさい。

　　動脈管や卵円孔など、胎児特有の循環機構を胎児循環という。これらの機構が備わっているのは、胎児の血液のガス交換が　①　で行われるためであり、肺へ多くの血液を送る必要がないからである。胎児循環では、母体からの酸素を多く含む血液は　②　本の　③　を通り胎児へと供給され、二酸化炭素や老廃物を多く含む血液は　④　本の　⑤　を通じ、母体へと戻る。出生後には肺呼吸に切り替わるため、動脈管や卵円孔などは閉鎖する。

（1）空欄①〜⑤に当てはまる語句・数字を書きなさい。　　　　　　　　　　　[各2点・合計10点]

①		②		③		④		⑤	

（2）動脈管とはどのような構造と役割をもつ器官であるか簡潔に説明しなさい。　　　　[8点]

（3）卵円孔とはどのような構造と機能をもつ器官であるか簡潔に説明しなさい。　　　　[8点]

（4）出生と同時に始まる最初の呼吸を何というか。　　　　　　　　　　　　　　　[4点]

3 新生児の身体的な特徴について、正しいものには○、誤っているものには×を書きなさい。

[各3点・合計30点]

（1）新生児は乳幼児に比べて呼吸数が多い。　　　　　　　　　　　　　　　（　　　　　）

（2）新生児はおもに胸式呼吸を行う。　　　　　　　　　　　　　　　　　　（　　　　　）

（3）新生児はおもに鼻で呼吸をしている。　　　　　　　　　　　　　　　　（　　　　　）

（4）成人に比べ、新生児の体温は低めである。　　　　　　　　　　　　　　（　　　　　）

（5）新生児期までは肝臓が造血機能を担う。　　　　　　　　　　　　　　　（　　　　　）

（6）成人に比べ、尿中のナトリウムの排泄率が高い。　　　　　　　　　　　（　　　　　）

（7）糸球体ろ過率は成人に比べて高い。　　　　　　　　　　　　　　　　　（　　　　　）

（8）味蕾の数は、成人よりも新生児の方が多い。　　　　　　　　　　　　　（　　　　　）

（9）新生児の胃の容量は120mlほどである。　　　　　　　　　　　　　　　（　　　　　）

（10）出生時には、新生児の腸内に細菌は存在しない。　　　　　　　　　　　（　　　　　）

5

3日目 乳児期の成長・発達と課題

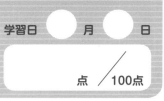

学習日　　月　　日
点／100点

1 乳児期の身体的な成長についての文章を読み、設問に答えなさい。

　乳児は生後わずか1年の間に身体的・知能的機能の著しい変化を遂げ、成長していく。例えば正常に発育した場合、体重は生後3〜4ヶ月頃に出生時の約　①　倍、そして1歳頃になれば約　②　倍にもなる。また身長も1歳頃になれば出生時の約　③　倍となる。同様に頭囲も成長に伴い増大するが、このとき大泉門は徐々に縮小し、いずれ閉鎖する。大泉門の状態は、さまざまな異常を知ることができるため、注意して観察する必要がある。

（1）①〜③に最も当てはまる数字を選択肢より選び、記号を書きなさい。※重複不可　［各3点・合計9点］

①	②	③

| 選択肢 | ア．1.2 | イ．1.5 | ウ．2 | エ．2.5 | オ．3 | カ．4 |

（2）大泉門とはどのような構造をいうか。具体的な骨の名称を用い、説明しなさい。　［5点］

（3）大泉門が陥没しているとき、考えられる原因を1つ挙げなさい。　［3点］

（4）大泉門の膨隆は、頭蓋内圧亢進を示す。原因として考えられる疾患を2つ挙げなさい。
［1つにつき3点・合計6点］

　　　　　　　①　　　　　　　　　　　　　　　②

2 乳児の身体的発育について、正しいものには〇、誤っているものには×を書きなさい。［各3点・合計24点］

（1）1日あたりの体重増加量は、月齢の小さい乳児ほど少ない。　（　　）

（2）乳児期では身長と頭の割合はおよそ4：1である。　（　　）

（3）身長がとくに伸びるのは乳児期の後半である。　（　　）

（4）乳児期の前半ごろ、大泉門はいったん増大する。　（　　）

（5）出生時は、胸囲に比べて頭囲の方が大きい。　（　　）

（6）乳児は、体重に占める水分（体液）量の割合が成人より低い。　（　　）

（7）成人と比較して、体液における細胞外液の割合は高い。　（　　）

（8）乳歯は生後6〜8ヶ月頃に生え始めるのが一般的である。　（　　）

3 乳児の身体機能の発達について、正しいものには○、誤っているものには×を書きなさい。

[各3点・合計30点]

（1）寝返りをうてるようになるのは一般的に2～3ヶ月頃である。　　　　　（　　　　　）

（2）生後9ヶ月の児の90%ほどがはいはいすることができる。　　　　　　（　　　　　）

（3）生後10ヶ月では90%ほどの児がつかまり立ちをすることができる。　　（　　　　　）

（4）生後4～5ヶ月では、90%以上の児で首がすわる。　　　　　　　　　　（　　　　　）

（5）生後2～3ヶ月頃から始まるのが喃語である。　　　　　　　　　　　　（　　　　　）

（6）生後6ヶ月にもなると半数以上の児が支えなしでおすわりできる。　　　（　　　　　）

（7）生後5ヶ月頃の児では、まだ物を手掌全体で包むように持つ。　　　　　（　　　　　）

（8）母指と示指で積み木をつかめるようになるのは10～11ヶ月頃である。　（　　　　　）

（9）大人が話しかけることは乳児の言語機能の発達に関係しない。　　　　　（　　　　　）

（10）生後1ヶ月頃になると動くものを目で追うようになる。　　　　　　　（　　　　　）

4 乳児の心理・社会的発達と課題についての文章を読み、設問に答えなさい。

　　アメリカの心理学者、精神分析家であるエリクソンは、人生にはいくつかの段階があるとし、その段階の全体を　　①　　という言葉で表現した。そしてその段階は、乳児期から老年期までの　　②　　つの段階に分けられるとし、それぞれの段階における心理・社会的危機や、重要とされる人間関係の範囲などを示した。乳児期では、心理・社会的危機を基本的信頼対　　③　　として表し、その危機（課題）を経験し、乗り越えることで心理・社会的な成長である　　④　　という「基本的な強さ」を獲得できるとした。また乳児期に重要とされる関係の範囲として母親的人物を挙げ、アタッチメントを形成していくことが大切であるとした。

（1）空欄①～④に当てはまる語句・数字を書きなさい。　　　　　　　　[各3点・合計12点]

①		②		③		④	

（2）アタッチメントとはどのようなことを意味するか。簡潔に書きなさい。　　　　　[8点]

（3）アタッチメントという言葉を示したのはつぎのうちだれか。　　　　　　　　　[3点]

　　　1．ハヴィガースト　　2．ボウルビィ　　3．ピアジェ　　4．フリードマン

　　　　　　　　　　　　　　　　　　　　　　　　　　　　　　　　　　（　　　　　）

7

小児看護学
まとめドリル

4日目

幼児期の成長・発達と課題

学習日　　月　　日

点／100点

1 幼児期の身体的な成長についての文章を読み、設問に答えなさい。

　乳児期に比べ、身体的な発育は若干緩やかになるが、幼児期でも身体は大きく成長する。身長でいえば、3歳半～4歳頃では出生時の約　①　倍、体重でいえば、　②　歳半頃には出生時の約4倍、　③　歳頃には約5倍にもなる。また幼児期には、大泉門の閉鎖も起こる。大泉門は、正常な場合にはほとんどの児が　④　歳半頃までに閉鎖するが、早すぎる場合も遅すぎる場合も異常が考えられるため、その観察は重要となる。

（1）①～④に最も当てはまる数字を選択肢より選び、記号を書きなさい。※重複可　　[各4点・合計16点]

①		②		③		④	

選択肢	ア．1	イ．1.5	ウ．2	エ．2.5	オ．3	カ．4

（2）5～6歳頃の脳重量は、成人の脳重量に対してどれくらいの割合になるか。　　[6点]

　　1．30%　　　2．50%　　　3．70%　　　4．90%　　　　　（　　　　　）

（3）大泉門の閉鎖が基準よりも遅すぎる場合、原因として考えられる疾患を2つ挙げなさい。

[1つにつき6点・合計12点]

　　　①　　　　　　　　　　　　　　②

（4）幼児の身体的発育についての説明で、誤っているものはどれか。　　[4点]

　　1．幼児期の脈拍数の基準値は、80～100回/分である。
　　2．収縮期血圧は乳児期よりも増大する。
　　3．幼児期の呼吸数は20～30回/分が基準値である。
　　4．体重当たりの不感蒸泄の量は、乳児期に比べて減少する。　　（　　　　　）

（5）幼児の身体的発育についての説明で、正しいものはどれか。　　[4点]

　　1．心臓の成長により、乳児期よりも心拍数が増えていく。
　　2．4～5歳頃に上下20本の乳歯が生えそろう。
　　3．児が生成するIgMは1歳頃では成人の半分程度である。
　　4．児が生成するIgGは5～6歳には成人と同じ程度になる。　　（　　　　　）

3 幼児の身体機能の発達について、正しいものには〇、誤っているものには×を書きなさい。

[各3点・合計30点]

（１）１歳頃の児は、目で見たものを正確に手でつかむことができる。 （　　　）

（２）１歳半の児では、およそ50％が手を引かなくても歩ける。 （　　　）

（３）90％以上の児がコップから飲むことができるのは、２歳頃である。 （　　　）

（４）２歳を過ぎれば、「これなに？」といった簡単な質問ができる。 （　　　）

（５）３歳になったばかりの児では、２語文はまだ話せない子が多い。 （　　　）

（６）３歳児は、三角形を描き写すことができる。 （　　　）

（７）３歳頃には90％以上の児が前後上下の空間認識をできるようになる。 （　　　）

（８）４歳児では、片足とびができるようになる。 （　　　）

（９）４歳児では、一人で服を着ることができる。 （　　　）

（10）スキップができるようになるのは、通常４歳頃である。 （　　　）

4 幼児の情緒・社会的発達と課題についての文章を読み、設問に答えなさい。

　　母親的な存在に依存していた乳児期に比べ、幼児期には少しずつ自立に対する願望や行動も生まれる。エリクソンによると、幼児期の初期は　　①　　性 対 恥・疑惑という課題に直面し、その克服により　　②　　という「基本的強さ」を獲得する。さらにつぎの遊戯期では、自主性 対　　③　　感という課題に向き合うことで　　④　　という「基本的強さ」を獲得する。情緒的にも社会的にも大きく変化する幼児期ではあるが、その変化の中でストレスを抱え、環境に適応できず爪かみや指しゃぶり、チックなどの不適応行動が現れることもある。

（１）空欄①～④に当てはまる語句を書きなさい。 [各4点・合計16点]

①		②		③		④	

（２）下線のような行動がみられたとき、まず行うべき対処方法を書きなさい。 [8点]

（３）幼児期にみられる特徴として誤っているものはどれか。 [4点]

　　１．３歳頃の児は、自分の性別を理解するようになる。
　　２．親からの自立の願望と分離不安が共存する時期である。
　　３．病気を自分の行為に対する罰であると考える傾向がある。
　　４．幼児期の後期になれば、他者の視点から物事を考えられるようになる。 （　　　）

9

学童期の成長・発達と課題

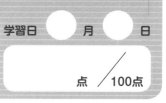

1 学童期の身体的な成長についての文章を読み、設問に答えなさい。

　小学校に入学し、　①　が現れる前までの時期を学童期といい、個人差はあるものの、小学校6年間とおおよそ一致する。学童期でも身長、体重ともに安定して増加を示すが、学童期の後半になると特に増加の割合が急速になる。学童期の身体の発育状態を評価するためには、ローレル指数や肥満度などが指標とされる。ローレル指数は、〔体重（kg）÷　②　〕×10^7によって求められ、一般的には（　ア　）以上が肥満の判定基準とされる。肥満度（％）は実測体重が標準体重に対して何％プラスあるいはマイナスであるかを示す数値で、学童では、+　③　％以上を軽度肥満、+　④　％以上を中等度肥満、+　⑤　％以上を高度肥満とする。

（1）空欄①〜⑤に当てはまる語句・数字を書きなさい。　　　　　　　　　　　　　[各5点・合計25点]

①	②	③	④	⑤

（2）アにあてはまる数字はどれか。　　　　　　　　　　　　　　　　　　　　　　　　　[3点]

　　　　1．80　　　　2．100　　　　3．140　　　　4．160　　　　（　　　）

（3）肥満度を求める式を書きなさい。　　　　　　　　　　　　　　　　　　　　　　　　[4点]

2 つぎの文章で、正しいものには○、誤っているものには×を書きなさい。　　　[各2点・合計20点]

（1）学童期後半の身長の平均値は男子より女子の方が高い傾向がある。　　　（　　　）

（2）小学校高学年では、体重の平均値は男子が女子を上回る。　　　　　　　（　　　）

（3）10歳頃の体重の平均値は、出生時の約7倍になる。　　　　　　　　　　（　　　）

（4）学童期は骨の骨化が著しく進む時期といえる。　　　　　　　　　　　　（　　　）

（5）骨年齢の評価は、通常は大腿骨を調べて行う。　　　　　　　　　　　　（　　　）

（6）乳歯が生え変わるのは6歳頃からである。　　　　　　　　　　　　　　（　　　）

（7）すべての永久歯がはえそろうと26本になる。　　　　　　　　　　　　　（　　　）

（8）学童期では、投てき力が急激に発達する。　　　　　　　　　　　　　　（　　　）

（9）近年では学童期の視力低下が増加傾向にある。　　　　　　　　　　　　（　　　）

（10）学童には1日に60〜80ml/kgの水分が必要とされる。　　　　　　　　　（　　　）

3 学童期の情緒・社会的発達と課題についての文章を読み、設問に答えなさい。

　　学童期は、身体的な変化とともに、情緒・社会的にも大きく変わる時期である。生活の中心が
　　　　①　　であった乳幼児期から、学童期では、おもに学校や近所の友人、教師など、他人との関わり
が強くなっていく。エリクソンによると、学童期の心理・社会的危機は　　②　　対　　③　　であり、
　　　　②　　の獲得が最も重要な課題とされる。周囲と比較して　　③　　を感じることもあるが、そ
れを経験、克服することで　　④　　という基本的強さが得られるとされる。つまり、何かに集中して
取り組み、努力することで成果が生まれることを理解し、他人から認められることに喜びを感じる時期
なのである。一方でギャングエイジとよばれる特徴もみられる時期でもあるため、親と子の関わりにも
注意し、成長を見守ることも重要といえる。

（１）空欄①〜④に当てはまる語句を書きなさい。　　　　　　　　　　　　　　　　［各5点・合計20点］

①		②		③		④	

（２）ギャングエイジとは何か。簡潔に説明しなさい。　　　　　　　　　　　　　　　　　　［8点］

（３）学童期前半の発達の特徴について、正しいものには〇、誤っているものには×を書きなさい。

[各2点・合計10点]

　　　①喜怒哀楽の感情は自分で抑制できるようになる。　　　　　　　　　（　　　　　）

　　　②大人より仲間から認められたいという欲求が強くなる。　　　　　　（　　　　　）

　　　③まだ男女の性差に対する意識は少ない。　　　　　　　　　　　　　（　　　　　）

　　　④記号などを用いた抽象的な思考ができる。　　　　　　　　　　　　（　　　　　）

　　　⑤交友関係は一時的なものが多く、変化しやすい。　　　　　　　　　（　　　　　）

（４）学童期後半の発達の特徴について、正しいものには○、誤っているものには×を書きなさい。

[各2点・合計10点]

　　　①集団内でルールを作り、順守するようになる。　　　　　　　　　　（　　　　　）

　　　②親からの自立が進む。　　　　　　　　　　　　　　　　　　　　　（　　　　　）

　　　③心理的離乳を迎える時期である。　　　　　　　　　　　　　　　　（　　　　　）

　　　④異性に対して親密な関係を求める傾向が強い。　　　　　　　　　　（　　　　　）

　　　⑤集団をつくるときは男女別になることが多い。　　　　　　　　　　（　　　　　）

思春期の成長・発達と課題

1 思春期の身体的な成長についての文章を読み、設問に答えなさい。

　個人差はあるものの、一般的に学童期の後半になると第二次性徴が発現し始める。この第二次性徴が現れてからの時期を思春期という。思春期では身体的な変化が大きく現れるが、性腺の発育による性的な成熟がとくに顕著である。性的な成熟は性別により違いがあるが、男子と女子では一般的に　①　の方が早く始まる。女子にみられる性的成熟として、　②　ホルモン＝エストロゲンの作用による初経の発来がある。思春期には男女ともに身長が伸び、体重も増えるが、身長と体重では、　③　の増加率の方が上回る。身長は、　④　線の閉鎖に伴う　⑤　骨の伸長の停止により伸びが止まる。体重は、思春期の身体的発育に伴い増加するのが自然だが、近年では摂食障害の一つである神経性やせ症の発症も多くみられる。また一方でこの時期の肥満は成年肥満にもつながりやすいため、過度な体重増加にも注意が必要である。

（1）空欄①～⑤に当てはまる語句を書きなさい。　　　　　　　　　　　　　　　　　　［各4点・合計20点］

①	②	③	④	⑤

（2）第二次性徴とは、どのような意味か。簡潔に述べなさい。　　　　　　　　　　　　　　　　　　［4点］

（3）第二次性徴において、男子に特徴的にみられる身体的変化を2つ挙げなさい。

［1つにつき2点・合計4点］

　　　　①　　　　　　　　　　　　　　　②

（4）第二次性徴において、女子に特徴的にみられる身体的変化を2つ挙げなさい。

［1つにつき2点・合計4点］

　　　　①　　　　　　　　　　　　　　　②

（5）思春期に神経性やせ症が起こりやすい理由を考えて書きなさい。　　　　　　　　　　　　　　　　　　［8点］

（6）思春期の肥満が成年肥満につながりやすいのはなぜか。その理由を考えなさい。　　　　　　　　　　　　　　　　　　［8点］

2 思春期の情緒・社会的発達と課題についての文章を読み、設問に答えなさい。

　　思春期は大人になるための準備期間であり、身体的な発育だけでなく、精神面でも著しい成熟がみられる時期である。とはいえ、身体的な変化に対して精神的な成長が追い付かず、心理的に不安定になることも多い。例えば親に対しては、幼児期に続いて　　ア　　期を迎え、反発的な態度が多くみられるようになるが、一方で大人になり切れていないため、アンビバレントな感情も存在する。このような情緒の複雑化、感情の表出、態度の変化などは思春期における成長のあかしであり、その過程を経て心理的離乳につながる。思春期では、自身で自分というものを見つめ、向き合うことが必要である。つまり、エリクソンが思春期の大きな課題としたアイデンティティの確立が重要な意味を持つ時期といえる。

（1）アに当てはまる言葉を書きなさい。　　　　　　　　　　　　　　　　　　　　　　　　　　［4点］

（2）アンビバレントとはどのような意味か。簡潔に説明しなさい。　　　　　　　　　　　　　　［6点］

（3）心理的離乳とはどのようなことを表すか。簡潔に説明しなさい。　　　　　　　　　　　　　［6点］

（4）アイデンティティの意味を簡潔に説明しなさい。　　　　　　　　　　　　　　　　　　　　［6点］

3 思春期について、正しいものには〇、誤っているものには×を書きなさい。　　［各3点・合計30点］

（1）思春期は、一生の中で骨密度が最も高い時期である。　　　　　　　　　　　　（　　　　）

（2）思春期には、アンドロゲンの分泌が抑制される。　　　　　　　　　　　　　　（　　　　）

（3）女児の第二次性徴では初経の後に恥毛の発生がみられる。　　　　　　　　　　（　　　　）

（4）8歳で初経がある場合は、性的早熟と判断される。　　　　　　　　　　　　　（　　　　）

（5）男子では、精巣の発育は身長増加のピークの前に始まる。　　　　　　　　　　（　　　　）

（6）女子では、身長増加のピーク後も乳房の発育は続く。　　　　　　　　　　　　（　　　　）

（7）思春期の接触欲は女子よりも男子の方が強い。　　　　　　　　　　　　　　　（　　　　）

（8）分離不安は思春期の特徴のひとつである。　　　　　　　　　　　　　　　　　（　　　　）

（9）1対1の人間関係よりも広い人間関係を重視する時期である。　　　　　　　　（　　　　）

（10）異性との親密な関係よりも同性同士の集団を好む特徴がある。　　　　　　　（　　　　）

13

7日目 新生児期・乳児期の栄養

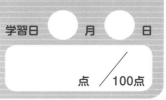

1 新生児期・乳児期の栄養についての文章を読み、設問に答えなさい。

　ヒトは食物から栄養を得て、活動のためのエネルギーを作り出したり、身体を成長させる。新生児期には、原始反射である哺乳反射が生まれつき備わっている。哺乳反射には、探索反射、捕捉反射、吸啜反射などがあり、これらの反射により、本能的に母親の乳首や哺乳瓶を吸い、生まれた直後から栄養を摂取することができるのである。新生児期・乳児期は著しく身体が発育する時期であり、多くの栄養やエネルギーを必要とする。そのため、「日本人の食事摂取基準」を参考にして、適切に栄養を摂取できるような支援をしていくことが重要である。

（1）探索反射とは、どのような反射をいうか。　［8点］

（2）吸啜反射とは、どのような反射をいうか。　［8点］

（3）乳児の吸啜により、母親の身体で分泌が促進されるホルモンはどれか。　［5点］

　　　1．オキシトシン　2．バソプレシン　3．エストロゲン　4．アンドロゲン　（　　　）

（4）生後0～5ヶ月の男児に必要とされる1日のエネルギー量はつぎのうちどれか。　［5点］

　　　1．400kcal　　2．450kcal　　3．500kcal　　4．550kcal　　（　　　）

（5）生後9～11ヶ月の女児に必要とされる1日のエネルギー量はつぎのうちどれか。　［5点］

　　　1．650kcal　　2．700kcal　　3．750kcal　　4．800kcal　　（　　　）

（6）「日本人の食事摂取基準（2015年版）」に基づき、空欄に当てはまる栄養素を選択肢から選び、書きなさい。　［各3点・合計12点］

　　①0～5ヶ月児の（　　　　　　　）摂取の目安量は、10g／日である。

　　②6～11ヶ月児の（　　　　　　　）エネルギー比率の目安量は、40％である。

　　③0～5ヶ月児の（　　　　　　　）摂取の目安量は、200mg／日である。

　　④乳児に推奨される（　　　　　　　）の摂取量（mg／日）は、男児5.0、女児4.5である。

| 選択肢 | たんぱく質 | 脂肪 | 炭水化物 | カルシウム | ビタミンB₁ | 鉄 |

2 授乳期に関する文章を読み、設問に答えなさい。

　新生児期を含む乳児期では、最初に乳汁がおもな栄養源となる。乳汁による栄養摂取には、母乳による母乳栄養、粉ミルクを用いる人工栄養、そして両方を組み合わせる　①　栄養がある。母親の乳腺から分泌される乳汁は乳児にとっての利点も多く、十分な分泌がある場合には母乳での育児が望ましい。分娩後4日頃までに分泌される母乳は　②　とよばれ、分泌型　ア　やリンパ球などの感染防御因子が多く含まれるため、乳児期の感染予防効果が特に期待できる。　②　に続き分泌される移行乳を経て、分娩後10日以降に分泌される母乳が　③　とよばれる。しかし利点だけではなく、母乳栄養には問題点もある。例えば母乳には　④　の含有量が人工的に添加されている粉ミルクに比べて低いため、ある症状が起こりやすい。それを予防するために初回の授乳時と退院時、そして生後　⑤　ヶ月児に　④　が経口投与される。

（1）空欄①〜⑤に当てはまる語句・数字を書きなさい。 ［各5点・合計25点］

①		②		③		④		⑤	

（2）アに当てはまる語句はつぎのうちどれか。 ［5点］

　　1．IgA　　　　2．IgE　　　　3．IgG　　　　4．IgM　　　　（　　　　）

（3）つぎのうち、文中の②に比べ③に多く含まれるのはどれか。 ［5点］

　　1．たんぱく質　　2．乳糖　　3．ラクトフェリン　　4．リゾチーム　　（　　　　）

（4）感染予防のほかに、母乳栄養の利点を3つ挙げなさい。 ［1つにつき2点・合計6点］

　　　①

　　　②

　　　③

（5）下線部の「ある症状」とはどのようなものをいうか。 ［6点］

3 つぎの文章で、正しいものには○、誤っているものには×を書きなさい。 ［各2点・合計10点］

　　（1）母乳を通じ、乳児に病原微生物の感染が起こることがある。　　　　（　　　　）

　　（2）乳児に必要な水分摂取量は、体重kgあたり50ml／日ほどである。　（　　　　）

　　（3）母乳性黄疸が出現した場合には、ただちに母乳栄養を中止する。　　（　　　　）

　　（4）人工栄養児の便に比べ、母乳栄養児の便は硬めである。　　　　　　（　　　　）

　　（5）人工栄養児の便は、淡黄色が特徴である。　　　　　　　　　　　　（　　　　）

15

8日目 離乳の進め方

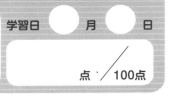

1 離乳に関する文章を読み、設問に答えなさい。

　厚生労働省の「授乳・離乳の支援ガイド」において『　ア　に移行する過程』と定義されるのが離乳であり、　イ　状態の食物を初めて時に与えた時が離乳の開始とされている。児は、成長に従い必要とする栄養も多くなるため、離乳を経て徐々に固形物を自ら摂取していかなければならない。離乳は生後　ウ　ヶ月ごろから始めるのがよいとされるが、開始の目安として哺乳反射の減弱などが挙げられる。離乳の開始時、離乳食は1日　エ　回与えるのがよいとされており、その後、離乳を開始して1カ月を過ぎたころから1日　オ　回食にして、食事のリズムを覚えさせていき、離乳の完了を迎える。

（1）アに当てはまる離乳の定義を書きなさい。　　　　　　　　　　　　　　　　　　　　［8点］

　_____に移行する過程

（2）イに当てはまる食物の状態を書きなさい。　　　　　　　　　　　　　　　　　　　　［4点］

（3）離乳の完了とはどのような状態をいうか。具体的に書きなさい。　　　　　　　　　　［8点］

（4）ウに当てはまるのはどれか。　　　　　　　　　　　　　　　　　　　　　　　　　　［4点］

　　　1. 1〜2　　　2. 3〜4　　　3. 5〜6　　　4. 7〜8　　　（　　　　　）

（5）エとオに当てはまる数字を書きなさい。　　　　　　　　　　　　　　　［各2点・合計4点］

　　　エ：（　　　　　　）　　　オ：（　　　　　　）

（6）哺乳反射の減弱が離乳の開始の目安となるのはなぜか。　　　　　　　　　　　　　　［8点］

（7）月齢や哺乳反射の減弱以外に、離乳を開始する際の発達の目安（発育の目安や児の状態など）を2つ挙げなさい。
　　　　　　　　　　　　　　　　　　　　　　　　　　　　　　　　［1つにつき5点・合計10点］

　　①

　　②

2 つぎの文章を読み、その根拠を述べなさい。　　　　　　　　　　　　　［各6点・合計24点］

（1）初めての離乳食は、午前中に与えるのが適切である。

［根拠］

（2）離乳の開始前の児には、果汁を与えない方がよい。

［根拠］

（3）離乳の開始時は、たんぱく質より炭水化物の割合を多くする。

［根拠］

（4）離乳食に散剤を混ぜて経口投与するのは適切ではない。

［根拠］

3 つぎの文章で、正しいものには〇、誤っているものには×を書きなさい。　　　　　　［各3点・合計30点］

（1）離乳の開始前からスプーンを口に含ませ、慣れさせる。　　　　　　（　　　　）

（2）離乳の開始時には、母乳はあらかじめ決めた量だけ与える。　　　　（　　　　）

（3）離乳食を嫌がる場合でも中断せずに食べさせる。　　　　　　　　　（　　　　）

（4）離乳開始時の栄養としてはちみつが適する。　　　　　　　　　　　（　　　　）

（5）フォローアップミルクは、離乳開始時から与えてもよい。　　　　　（　　　　）

（6）離乳の開始時は、液状に調理されたものが適する。　　　　　　　　（　　　　）

（7）離乳の後期では、歯茎でつぶせる程度の硬さの食物がよい。　　　　（　　　　）

（8）離乳の完了時において、母乳栄養が終わってなくてもよい。　　　　（　　　　）

（9）離乳の完了までは自分で食べさせず、親が与える。　　　　　　　　（　　　　）

（10）離乳の完了は、生後12ヶ月頃までに終えることを目安とする。　　（　　　　）

9日目 幼児期・学童期・思春期の栄養と食事

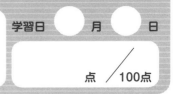

1 幼児期の栄養と食事についての文章を読み、設問に答えなさい。

　「日本人の食事摂取基準2015年版」によれば、幼児期においては、体重あたりのエネルギー必要量は乳児期に比べわずかに低くなる。一方、運動機能の発達に合わせ、幼児期では筋組織の成長に必要な　ア　の摂取が重要で、1日あたりの推定平均必要量は男女とも1～2歳で15g、3～5歳で20gとされる。脂肪エネルギー比率は乳児期より低くなり、　イ　%である。離乳が進み、食物からの栄養摂取が本格的になる幼児期では、食事の目的は栄養を摂取することだけではなくなる。その意義をとらえ、適切に食事の援助・支援をすることが重要といえる。また幼児期には小食（食べる量が少ないこと）や偏食、遊び食いなど、食事の問題行動もみられ、これらへの適切な対処も必要である。

（1）アに当てはまる栄養素を書きなさい。　　　　　　　　　　　　　　　　　　　　　　［7点］

（2）イに当てはまるのはどれか。　　　　　　　　　　　　　　　　　　　　　　　　　　［6点］

　　　1．10～20　　　2．20～30　　　3．30～40　　　4．40～50　　　（　　　　）

（3）乳児期に比べ、幼児期の方が体重あたりのエネルギー必要量が低いのはなぜか。　　　［8点］

（4）成長・発達のための栄養摂取以外に、幼児期の食事の目的を3つ挙げなさい。
　　　　　　　　　　　　　　　　　　　　　　　　　　　　　　　　［1つにつき4点・合計12点］
　　　①
　　　②
　　　③

（5）児の体調に問題がないとき、小食の原因には何が考えられるか。2つ挙げなさい。
　　　　　　　　　　　　　　　　　　　　　　　　　　　　　　　　［1つにつき4点・合計8点］
　　　①
　　　②

（6）遊び食いやだらだら食べが始まったら、どのように対処するのがよいか。　　　　　　［8点］

2 学童期・思春期の栄養と食事についての文章を読み、設問に答えなさい。

　　学童期や思春期は骨の成長も著しく、特に12～14歳では全年齢で最も　　ア　　の推定平均必要量が高くなる（男児で850mg/日）。また思春期に入ると特に女子で鉄が不足する傾向があり、鉄を多く摂取することが推奨される。学童期や思春期では、食事も自立してできるようになるが、その分、孤食や偏食など、さまざまな問題も起こりやすい。そのため、食育基本法や食育推進基本計画などにより、健全な食習慣を身につけるためのさまざまな食育推進活動がなされている。

（1）アに当てはまる栄養素を書きなさい。　　　　　　　　　　　　　　　　　　　　　　［7点］

（2）思春期の女子で特に鉄が不足しやすいのはなぜか。　　　　　　　　　　　　　　　［8点］

（3）つぎのうち、食育基本法の基本的施策に含まれないものはどれか。　　　　　　　　［6点］

　　　　1．家庭における食育の推進
　　　　2．食文化を継承する
　　　　3．外食や食の欧米化の抑制
　　　　4．食品の安全に対する調査　　　　　　　　　　　　　　　　（　　　　　）

3 つぎの文章で、正しいものには〇、誤っているものには×を書きなさい。　　［各3点・合計30点］

（1）幼児期には間食はさせないほうがよい。　　　　　　　　　　　　　　　（　　　　　）

（2）幼児期の初期、手づかみ食べを無理にやめさせなくてもよい。　　　　　（　　　　　）

（3）2歳くらいの幼児では、スプーンやフォークも使えるようになる。　　　（　　　　　）

（4）子どもの肥満予防のためには、食事回数を2回にするのが効果的である。（　　　　　）

（5）小児期の食事は、入浴の直後が適する。　　　　　　　　　　　　　　　（　　　　　）

（6）1人で食事がとれるようになっても、一緒に食事をするのが大事である。（　　　　　）

（7）箸を持ち、使い始めるのは学童期に入ってからである。　　　　　　　　（　　　　　）

（8）15～17歳では、たんぱく質の摂取推奨量は、成人以上である。　　　　（　　　　　）

（9）学童期から思春期にかけてはリンを多く摂取しない方がよい。　　　　　（　　　　　）

（10）食育推進基本計画は、朝食欠食の子どもを減らすことも目標としている。（　　　　　）

10日目 小児の日常生活と看護

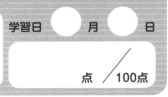

1　沐浴・入浴についての文章を読み、設問に答えなさい。

　　身体を清潔に保つためにも、沐浴や入浴は重要である。しかし、身体機能が未発達な新生児や乳児、幼児では、熱傷などの事故にもとくに注意して援助する必要がある。また、食前や食後の沐浴、入浴は避け、さらに室温にも注意して保温に努め、短時間で行うことも大切である。

（1）清潔を保つ以外に、沐浴や入浴の目的にはどのようなものがあるか。2つ挙げなさい。
　　　　　　　　　　　　　　　　　　　　　　　　　　　　　　　　　　　　［1つにつき4点・合計8点］
　　　①
　　　②

（2）沐浴や入浴において考えられる事故は、熱傷のほかに何があるか。2つ挙げなさい。
　　　　　　　　　　　　　　　　　　　　　　　　　　　　　　　　　　　　［1つにつき4点・合計8点］
　　　①
　　　②

（3）沐浴や入浴を食前・食後に行わない理由をそれぞれ簡潔に説明しなさい。　［1つにつき4点・合計8点］
　　　食前：
　　　食後：

（4）室温管理のほかに、沐浴後や入浴後の低体温を防ぐための工夫を具体的に書きなさい。　［5点］

（5）シャワーによる児の熱傷を防ぐためには、どのようにすればよいか。　［5点］

（6）沐浴前に顔を拭いたほうがよい理由を2つ書きなさい。　［1つにつき4点・合計8点］
　　　①
　　　②

（7）沐浴・入浴についての説明で、正しいものはどれか。　［4点］
　　　1．新生児の沐浴は、毎日行ったほうがよい。
　　　2．1回の沐浴は5分程度を目安に行う。
　　　3．ベビーバスの底に児の足がつかないようにする。
　　　4．浴槽の湯の温度は42℃程度が適温である。
　　　　　　　　　　　　　　　　　　　　　　　　　（　　　）

2 小児期の睡眠についての文章を読み、設問に答えなさい。

　新生児期や乳児期は、1日の半分以上を睡眠で過ごすように、成人期とは異なる睡眠時間やリズムをもつ。例えば乳児期の睡眠相は多相性であるが、成長に伴い少しずつ単相性へと変化する。また睡眠におけるレム睡眠の割合も、成長につれて変化する。睡眠は休息のためだけではなく、子どもの成長にとっても重要な役割をもつため、適切な睡眠習慣を身につけるような援助が必要である。

（1）多相性と単相性とは、どのような睡眠のことをいうか。簡潔に説明しなさい。　　　　　［8点］

（2）幼児期や学童期における睡眠についての習慣づけとして大事なことを3つ挙げなさい。
　　　　　　　　　　　　　　　　　　　　　　　　　　　　　　　　　　　　　［1つにつき4点・合計12点］

　　　①

　　　②

　　　③

（3）睡眠についての説明で誤っているものはどれか。　　　　　　　　　　　　　　　　　　［4点］

　　　1．レム睡眠は成長につれて増えていく。
　　　2．5歳頃になると、成人と同じような睡眠型になる。
　　　3．近年、学童期の睡眠時間は減少傾向である。
　　　4．新生児でも、睡眠時にはベッド柵が必要である。　　　　　　　（　　　　　　　）

3 つぎの文章を読み、正しいものには○、誤っているものには×を書きなさい。　［各3点・合計30点］

（1）幼児にはフッ素入りの歯磨き粉は使用しない。　　　　　　　　　　　　（　　　　　　　）

（2）歯磨きの習慣は1歳頃からつけるようにする。　　　　　　　　　　　　（　　　　　　　）

（3）3歳頃になれば一人で靴を履くこともできるようになる。　　　　　　　（　　　　　　　）

（4）一般的に衣類のボタンをとめられるようになるのは4歳ごろである。　　（　　　　　　　）

（5）幼児期の食事は、子どもの嗜好を最も優先する。　　　　　　　　　　　（　　　　　　　）

（6）1歳半頃であればコップを使って飲み物を飲むことができる。　　　　　（　　　　　　　）

（7）2歳児に玩具の片づけを教えるのは早い。　　　　　　　　　　　　　　（　　　　　　　）

（8）乳児はできるだけ柔らかい布団に寝かせるのがよい。　　　　　　　　　（　　　　　　　）

（9）抱っこをするときは、実施者と児の身体を密着させる。　　　　　　　　（　　　　　　　）

（10）抱っこ紐やスリングは、首が座ってから使用する。　　　　　　　　　（　　　　　　　）

11日目 バイタルサイン測定と身体測定

小児看護学まとめドリル

学習日　　月　　日
　　　　点／100点

1 子どものバイタルサイン測定についての文章を読み、設問に答えなさい。

　呼吸や脈拍、体温、血圧などの生命徴候（バイタルサイン）を観察し、子どもの状態を把握することは、異常を早期に発見するためにも重要である。バイタルサインは、原則的に意識レベルや呼吸を観察した後、心拍、脈拍、そして体温、血圧の順に測定が行われる。また、子どもの年齢、発達段階に合わせ、適切な測定方法、アセスメントをすることも重要である。例えば体温測定は、新生児期や乳児期には腋窩検温のほか直腸検温や耳式検温により行われるが、口腔検温は小児、とくに小さな子どもには適さない。さらに血圧測定に使用する器具や、脈拍、心拍の基準値も成人と異なる。

（1）下線のように、意識レベルや呼吸に続き、脈拍や体温の順に測定を行うのはなぜか。　［8点］

（2）下線のように、口腔検温が小児に適さない理由はなぜか。　［8点］

（3）血圧測定の際、幼児に適切なマンシェットの幅はつぎのうちどれか。　［4点］

　　1．3cm　　2．5～7cm　　3．8～9cm　　4．12～14cm　　（　　　）

（4）小児の心拍、脈拍についての説明で、誤っているものはどれか。　［6点］

　　1．一般的に成人よりも小児の方が脈拍は早い。
　　2．学童期では、毎分80～90回が脈拍の基準値である。
　　3．新生児期は、橈骨動脈で脈拍を測定する。
　　4．聴診器を用いる場合には、チェストピースを手で少し温める。　（　　　）

（5）体温測定についての説明で、正しいものはどれか。　［6点］

　　1．腋窩検温の場合、腋窩中線に対し体温計を垂直に挿入する。
　　2．乳幼児に直腸検温を実施する際、体温計は肛門から2～3cm挿入する。
　　3．一般的に成人よりも小児の方が体温は低い。
　　4．親に抱いてもらいながらの検温は正確に測定できないので避ける。　（　　　）

（6）バイタルサイン測定が終了したとき、子どもにどのような声がけをするのが適切か。　［6点］

2 子どもの身体測定について、つぎの設問に答えなさい。

（1）成長・発育状態を知る以外に身体測定にはどのような目的があるか。2つ挙げなさい。

［1つにつき4点・合計8点］

　　①

　　②

（2）乳児の身長測定についての説明で、誤っているものはどれか。　　　　　　　　［6点］

　　1．眼と耳孔を結ぶ線が計測台と垂直になるように児を固定する。
　　2．小数点は第1位まで計測する。
　　3．児の足底が移動板に当たらないようにする。
　　4．両下肢の膝関節は伸ばし計測する。　　　　　　　　　　　　（　　　　　）

（3）乳児の体重測定を実施する際に注意すべき点を2つ挙げなさい。　［1つにつき4点・合計8点］

　　①

　　②

（4）頭囲はメジャーをどのような位置にして計測するのがよいか説明しなさい。　　［8点］

（5）胸囲はメジャーをどのような位置にして計測するのがよいか説明しなさい。　　［8点］

3 つぎの文章で、正しいものには〇、誤っているものには×を書きなさい。　［各3点・合計24点］

（1）乳児の血圧測定では、上腕の2/3を覆う幅のマンシェットを使用する。　（　　　　　）

（2）一般的に幼児期に比べ乳児期の方が血圧は低い。　　　　　　　　　　　（　　　　　）

（3）乳児の呼吸は、胸部を見て測定する。　　　　　　　　　　　　　　　　（　　　　　）

（4）新生児で毎分50回の呼吸数は頻呼吸とされる。　　　　　　　　　　　　（　　　　　）

（5）新生児期で10秒以上呼吸停止が続くと無呼吸と診断される。　　　　　　（　　　　　）

（6）新生児や乳児は基本的に裸にして体重計測を行う。　　　　　　　　　　（　　　　　）

（7）腹囲の測定は、臍上部を通る線上で行う。　　　　　　　　　　　　　　（　　　　　）

（8）胸囲や腹囲は吸気の終わったときの値を測定する。　　　　　　　　　　（　　　　　）

小児看護学
まとめドリル

12日目

排泄の援助と
トイレットトレーニング

学習日　　月　　日

点／100点

1 排泄の援助についての文章を読み、設問に答えなさい。

　　排泄は不要となった老廃物を体外へ排出するために欠かせない機能である。胎児期には、すでに母体内で尿の排泄を開始し腎機能を発達させるが、排便は出生後から始まる。出生後すぐに排泄される便を胎便といい、それから移行便を経て、生後3〜5日で普通便となる。乳児期から幼児期の前半にかけては自立して排泄することが難しいため、おむつを装着し、排泄があったときに交換を行う。おむつ交換をする際には、①体格にあったおむつを使用する、②おむつのギャザーが内側に折れないようにする、③おむつを締めすぎない、④児の足首をもって持ち上げずに臀部全体を持ち上げるようにする、といった点に注意が必要である。

（1）胎便の特徴として正しくないものはどれか。　　　　　　　　　　　　　　　　　　［4点］

　　1．緑がかった黒っぽい便である。
　　2．粘稠性は低い。
　　3．主成分は羊水や血液、腸粘膜の上皮などである。
　　4．臭気はない。　　　　　　　　　　　　　　　　　　　　　　　（　　　　　）

（2）おむつ交換の目的を3つ挙げなさい。　　　　　　　　　　　　　［1つにつき4点・合計12点］

　　　①

　　　②

　　　③

（3）文中の①〜④について、その根拠を簡潔に書きなさい。　　　　　　　　［各5点・合計20点］

　　　①：

　　　②：

　　　③：

　　　④：

（4）布おむつに比べ、紙おむつにはどのようなメリットがあるか。2つ挙げなさい。

　　　　　　　　　　　　　　　　　　　　　　　　　　　　　　　［1つにつき4点・合計8点］

　　　①

　　　②

（5）おむつ交換の後、乳児にはどのような声がけをするのがよいか。　　　　　　　　［6点］

2 トイレットトレーニングについての文章を読み、その根拠を述べなさい。

　反射的に行われていた排泄も、幼児期に入ると尿意や便意を感じるようになり、さらに成長すれば尿意や便意を抑制し、自分の意思でトイレに行って排泄するようになる。この一連の自立を訓練し、援助するのがトイレットトレーニングである。一般的に1歳半～2歳頃からトレーニングを開始するのが適切とされるが、年齢、月齢だけでなく、トレーニングの開始に適しているかのサインをしっかりとアセスメントすることが重要である。トレーニングが進み、完全に排泄が自立できるようになるのは4歳半頃とされる。子どもの排泄行動の自立には個人差もあり、トレーニングは失敗しながら進むことも多い。あせらず、うまくできた時にほめたりしながら、子どもが安心して排泄できる環境をつくっていくことが重要といえる。

（1）年齢、月齢以外にトレーニング開始を判断するサインにはどのようなものがあるか。2つ挙げなさい。 ［1つにつき4点・合計3点］

　　①

　　②

（2）トレーニングの方法として誤っているものはどれか。 ［4点］

　　1．排泄するまでは便座に座らせておく。
　　2．トレーニング中でも手洗いをさせる。
　　3．便座は少し温めておくとよい。
　　4．うまくいかない場合は中断してもよい。　　　　　　　　　（　　　　　）

（3）子どもが排泄を失敗したときの親や養育者の対処として大切なことは何か。 ［6点］

3 つぎの文章で、正しいものには〇、誤っているものには×を書きなさい。 ［各4点・合計32点］

（1）新生児におむつをあてるとき、臍（へその緒）が隠れるようにする。　　（　　　　　）

（2）おむつ交換の際、皮膚に水分が残らないようにする。　　（　　　　　）

（3）おむつ交換は時間を決めて定期的に行う。　　（　　　　　）

（4）臀部を拭くときにはアルコール入りのお尻ふきを用いる。　　（　　　　　）

（5）退行現象として排尿を失敗することもある。　　（　　　　　）

（6）通常、離乳食が始まると便の回数が減る。　　（　　　　　）

（7）排泄が完全に自立するまではおむつを着用する。　　（　　　　　）

（8）排泄しやすいように、排泄をしている間は一人にしておく。　　（　　　　　）

13日目 小児の病気と看護

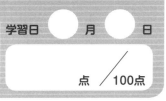

1 病気の受け止め方についての文章を読み、設問に答えなさい。

　病気に対する受け止め方は、子どもの年齢、発達段階によって大きく異なる。認知発達理論を示した心理学者の　ア　によると、認知能力の発達は大きく4段階に分けられる。0〜2歳にかけては　①　期とよばれ、見る・聞く・触れるといった身体的行為により感覚的な経験をすることで物事をとらえ、環境に適応する時期とされる。この頃は目の前で起こっていることしか認識できず、自分の体内で起こる病気のことは理解できない。2〜7歳は　②　期とよばれ、感覚的にではあるが徐々に病気のことを理解できるようになる。さらに7〜11歳の　③　期には、少しずつ論理的思考もできるようになり、病気やその原因、症状なども理解し始める。そして11歳以降は、論理的に考え、物事を理解できるようになる　④　期となり、病気や病気によってこれから起こることなども考えることができるようになる。発達段階ごとの病気や治療に対する理解度を知ることは、効果的なプレパレーションやディストラクションを行うために非常に重要といえる。

（1）空欄①〜④に当てはまる語句を書きなさい。　　　　　　　　　　　　　　　　　[各5点・合計20点]

①	②	③	④

（2）アに当てはまる人物はつぎのうちどれか。　　　　　　　　　　　　　　　　　　　　[4点]

　　1．ボウルビー　　2．ピアジェ　　3．フリードマン　　4．ブラゼルトン　　（　　　）

（3）ディストラクションとはどのような意味か。簡潔に説明しなさい。　　　　　　　　　[10点]

（4）5歳頃の児の病気のとらえ方として正しいものはどれか。　　　　　　　　　　　　　[6点]

　　1．入院し母親と離れることも病気が原因だと理解し、我慢できる。
　　2．病気を治すために必要な治療を理解し、積極的に参加できる。
　　3．病気が身体の中で起こっていることを理解し、表現できる。
　　4．病気を自分の行いに対する罰だと考える。　　　　　　　　　　　　　　　　（　　　）

（5）12歳の患児に行うプレパレーションとしてふさわしくないものはどれか。　　　　　[6点]

　　1．病気の説明に親が同席するかを本人に選択してもらう。
　　2．病気について人体のイラストなどを用いて説明する。
　　3．ぬいぐるみを用いて治療のデモンストレーションを行う。
　　4．実際に使用する物品や機器を用いて説明する。　　　　　　　　　　　　　　（　　　）

2 病気の経過と看護についての文章を読み、設問に答えなさい。

　病気をもつ子どもでも、慢性的な疾患をもつ状態にあるのか、それとも急性期にあるのかによって心理面や情緒的反応は異なり、それぞれに応じた看護が必要になる。医療が進歩し、病気をコントロールしながら生活することが可能になった現在では、慢性疾患をもちながら成長を続け、成人期を迎える患者も多く、病気と付き合いながら社会で生活していくことになる患者に対しても適切な支援が必要になる。一方、例えば急変や、事故による外傷、中毒、溺水、脱水などの緊急の状態、すなわち急性期にある児の場合には、より迅速な処置、支援が必要となる。子どもは成人に比べて身体機能も未熟で、急激に重篤な状態に陥りやすいためである。しかし緊急時とはいえ、子どもと親の双方に対し、より正確な情報を提供し、意思決定を支援することが重要である。

（1）急性期にある子どもに対する親の心理とはどのようなものか。考えて書きなさい。　　　　［8点］

（2）慢性疾患をもちながら社会生活を送るために看護師ができる支援にはどのようなものがあるか。
　　2つ挙げなさい。　　　　［1つにつき6点・合計12点］

　　　①

　　　②

（3）慢性疾患をもつ子どもに対する親の心理とはどのようなものか。考えて2つ書きなさい。
　　　　［1つにつき6点・合計12点］

　　　①

　　　②

（4）慢性疾患をもつ思春期の子どもに特徴的な心理とはどのようなものか。考えて2つ書きなさい。
　　　　［1つにつき6点・合計12点］

　　　①

　　　②

3 つぎの文章で、正しいものには○、誤っているものには×を書きなさい。　　　　［各2点・合計10点］

（1）病気に対するストレスは、情緒的反応以外に身体的反応としても現れる。　　　　（　　　　）

（2）子どもの病気は、両親やきょうだいなどの人間関係にも影響を与える。　　　　（　　　　）

（3）きょうだいは、病気をもつ児との面会を控えさせた方がよい。　　　　（　　　　）

（4）プレパレーションにおいては、不安を与える情報は伝えない。　　　　（　　　　）

（5）プレパレーションにより、子どもの病気の治癒が促進される。　　　　（　　　　）

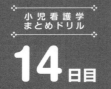
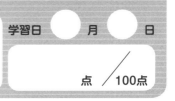

小児の入院と看護

1 小児の入院についての文章を読み、つぎの設問に答えなさい。

　小児が慢性的な疾患に罹患した場合や緊急に処置が必要な場合などには、その治療を目的として入院することがある。入院した患児には当然大きな負担、ストレスがあるが、同時に親やきょうだいなど、家族にもさまざまな負担が生じる。小児看護においては、小児だけではなく、小児の家族も看護の対象となる。特に入院などによって長期の療養生活を強いられる場合には、入院により生じる負担やストレス、不安などについて、患児とその家族双方の視点からアセスメントする必要がある。また乳幼児期には入院への不安、学童期には劣等感や孤立感といったように、発達段階により入院に対する情緒的反応も異なる。それらを見極めた上で適切に看護をしていくことが求められる。

（1）病気の治療以外に、子どもの入院の目的にはどのようなものがあるか。2つ挙げなさい。

［1つにつき5点・合計10点］

　　①

　　②

（2）子どもが長期の入院をすることになったとき、親の抱える身体的な負担には具体的にどのようなものがあるか。2つ挙げなさい。　　　　　　　　　　　　　　　［1つにつき5点・合計10点］

　　①

　　②

（3）（2）と同様に、親の抱える心理的な負担、ストレスにはどのようなものがあるか。具体的に2つ挙げなさい。　　　　　　　　　　　　　　　　　　　　　　　［1つにつき5点・合計10点］

　　①

　　②

（4）入院中の乳幼児に最も顕著にみられるのは、どのようなことに対する不安か。　　［5点］

（5）入院中の学童が抱く劣等感や孤立感は、どのようなことが原因と考えられるか。　［5点］

2 入院環境についての文章を読み、つぎの設問に答えなさい。

　　とくに長期入院をする場合、患児にとって病院の環境は重要である。治療などのために苦痛を受けたり、不安や恐怖などと向き合うこともあるが、そのような入院生活の中でもリラックスし、快適に過ごせるように環境を整えることが重要である。入院時は、特に個室にする理由がなければ、ほかの患児と同じ大部屋で療養生活を送ることが望ましいと考えられる。また、面会時間などの規則もあるが、ときに子どもや親のニーズを見極め、臨機応変に対応することが小児看護の役割でもある。

（１）子どもが個室に入院するのが望ましいと考えられる理由を２つ挙げなさい。

［１つにつき５点・合計10点］

　　　①

　　　②

（２）個室より大部屋の方が望ましいのはなぜか。その理由を書きなさい。　　　　　　［５点］

（３）小児病棟では、設備的にどのような点に工夫・注意が必要か。３つ挙げなさい。

［１つにつき５点・合計15点］

　　　①

　　　②

　　　③

（４）面会時間終了時、付き添いから母親が帰るために児が寂しくて泣き続けている。母親へはどのような声がけが適切と考えられるか。　　　　　　　　　　　　　　　　　　　　　　　　　　　　［６点］

3 つぎの文章で正しいものには○、誤っているものには×を書きなさい。　　［各４点・合計24点］

（１）入院中には、ゲーム機での遊びは制限する。　　　　　　　　　　　　　（　　　　　）

（２）入院中の学習環境を整えることは重要である。　　　　　　　　　　　　（　　　　　）

（３）長期入院では、看護師は患児の母親の代わりとしてふるまう。　　　　　（　　　　　）

（４）入院中の学童に指しゃぶりがみられた場合にはすぐにやめさせる。　　　（　　　　　）

（５）幼児の号泣は、入院による別離の初期によく認められる反応である。　　（　　　　　）

（６）新生児病棟では、感染予防の観点から面会は極力制限する。　　　　　　（　　　　　）

15日目 小児の事故と救急

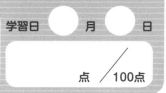

1 小児期の事故についての文章を読み、設問に答えなさい。

　小児期に多い不慮の事故死の原因としては、溺水や交通事故、窒息、転倒・転落などが挙げられる。とくに乳児期に最も多いのが窒息で、不慮の事故による乳児の死亡原因のおよそ8割を占めるほどである。また交通事故による死亡は幼児期から増える傾向にあり、15～24歳では顕著に高くなる。窒息や溺水は、とくに乳児期から幼児期にかけて家庭内で起こりやすい事故であり、あらかじめ事故を防ぐためのさまざまな対策が必要である。

（1）乳児が窒息を起こしやすい解剖学的な特徴を3つ挙げなさい。　　［1つにつき5点・合計15点］

　　①
　　②
　　③

（2）新生児、乳児が睡眠中に窒息するのを防ぐにはどのような注意が必要か。　　［8点］

（3）交通事故による死亡に下線のような傾向があるのはなぜか。　　［8点］

（4）家庭の浴室における子どもの溺死・溺水事故を防ぐためにはどのような対策が必要か。考えられる対策を2つ挙げなさい。　　［各4点・合計8点］

　　①
　　②

（5）乳児の事故防止として、正しいものはどれか。　　［4点］
　　1．授乳後はげっぷをさせ、顔を上に向けて寝かせる。
　　2．外で遊ぶときはひものついたフード付きの衣服を着用させる。
　　3．ベッドにいるときは常にベッド柵をあげる。
　　4．直径25mm以上の玩具で遊ばせる。
　　　　　　　　　　　　　　　　　　　　　　　（　　　）

2 小児の救急についての文章を読み、設問に答えなさい。

　小児では、外傷や溺水、ボタン型電池やタバコ、化粧品といった異物の誤飲のほか、熱傷、熱中症、脱水といった原因により救急処置が施されることが多い。心肺停止のような重篤な状態では心肺蘇生法が施されるが、成人との違いに注意して適切に実施する必要がある。

（1）乳幼児に脱水が起こりやすい理由を3つ挙げなさい。　　　　　　　　　　［各5点・合計15点］

　　　①

　　　②

　　　③

（2）乳児の脱水で多くみられる症状を3つ挙げなさい。　　　　　　　　［1つにつき5点・合計15点］

　　　①

　　　②

　　　③

（3）子どもの誤飲事故についての説明で正しいものはどれか。　　　　　　　　　　［6点］

　　　1．タバコを誤飲した場合には、微温湯を多めに飲ませる。
　　　2．化粧品やタバコなどを誤飲した場合には、無理に吐かせない。
　　　3．気道異物を除去するとき、新生児や乳児へはハイムリック法が適する。
　　　4．消化管異物が最も起こりやすいのは学童期の前半である。　　　　　（　　　　　）

（4）小児の救命処置についての説明で誤っているものはどれか。　　　　　　　　　　［6点］

　　　1．溺水して意識のない児へ救命処置を施す場合には、まず水を吐かせる。
　　　2．学童期の児へAEDを実施するときは、成人用の電極パッドを用いる。
　　　3．乳児の脈拍触知では、頸動脈よりも上腕動脈のほうが適する。
　　　4．幼児に胸骨圧迫を実施するときは、胸骨の下半分を圧迫する。　　　（　　　　　）

3 つぎの文章で、正しいものには〇、誤っているものには×を書きなさい。　　　［各3点・合計15点］

（1）ボタン型電池を誤飲した場合、直ちに摘出が必要である。　　　　　　　　（　　　　　）

（2）アルコールを誤飲した場合には、すぐに吐き出させる。　　　　　　　　　（　　　　　）

（3）誤飲事故が起きた場合、誤飲したものの特定も重要である。　　　　　　　（　　　　　）

（4）小児の熱傷面積の判定には、9の法則を用いる。　　　　　　　　　　　　（　　　　　）

（5）小児のショックの前駆症状として、頻脈がみられる。　　　　　　　　　　（　　　　　）

16日目 子どもの予防接種

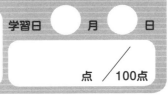

学習日　　月　　日
　　点／100点

1 予防接種についての文章を読み、設問に答えなさい。

　細菌やウイルスによる感染症の罹患を予防するために、あらかじめワクチンを体内に入れる処置が予防接種である。予防接種には、国や自治体が接種を強く勧める（＝勧奨接種）定期の予防接種と、接種するかどうかを個人の判断に任せる任意の予防接種がある。2019年の時点では、定期の予防接種の対象として　ア　の疾病があり、A類疾病とB類疾病に分けられる。A類疾病については、強制ではないが、予防接種が強く勧奨され、対象者には努力義務が課せられる。B類疾病に分類され、65歳以上（厚生労働省の定める60～64歳の一部も含む）が対象となるインフルエンザは、特に努力義務は課せられていない。一方、任意の予防接種は、対象者の判断によるが（＝個別接種）、病気の予防のためには重要であり、乳幼児の半数以上が接種を受けているのが現状である。

（1）ワクチンとは何か。簡潔に説明しなさい。　［6点］

（2）強制接種ではなく、勧奨接種や個別接種により予防接種が行われるのはなぜか。　［6点］

（3）文中アに当てはまる数字はどれか。　［4点］

　　1．8　　　2．13　　　3．18　　　4．26　　　（　　　）

（4）定期の予防接種対象となるA類疾病を3つ挙げなさい。　［1つにつき2点・合計6点］

　　①　　　　　　　②　　　　　　　③

（5）小児を対象とした任意の予防接種に含まれない疾病はどれか。　［4点］

　　1．ロタウイルス感染症　　2．インフルエンザ　　3．プール熱　　4．流行性耳下腺炎
　　　　　　　　　　　　　　　　　　　　　　　　　　　　　　　　　　　　　（　　　）

2 予防接種について、正しいものには〇、誤っているものには×を書きなさい。　［各4点・合計20点］

（1）夏季は、乳幼児への予防接種は避けた方がよい。　（　　　）

（2）予防接種当日から入浴は可能である。　（　　　）

（3）複数の予防接種を同時に行ってもよい。　（　　　）

（4）明らかな発熱を呈している場合には、予防接種を受けるのは適当ではない。　（　　　）

（5）過去にけいれんの既往がある者は、予防接種不適当者とされる。　（　　　）

3 ワクチンについての文章を読み、設問に答えなさい。

　定期の予防接種において用いられるワクチンには、DPT-IPV（四種混合）ワクチンやMR混合ワクチン、BCGワクチンなどがある。DPT-IPV（四種混合）ワクチンは生後 ① ヶ月から接種することができ、 ② ヶ月未満までに ③ 回の接種、さらに追加で1回の接種とされている。MR混合ワクチンは2回接種とされ、1期が生後12～ ④ ヶ月未満、2期が小学校就学前の1年間に行われる。BCGワクチンは（　ア　）の感染を予防するために接種されるもので、対象は ⑤ 歳未満、接種回数は ⑥ 回とされている。

　ワクチンの接種間隔については、生ワクチンの場合には他のワクチンの予防接種まで ⑦ 日以上、不活化ワクチンの場合には ⑧ 日以上空けるものとされている。

（1）空欄①～⑧に当てはまる数字を書きなさい。　　　　　　　　　　　　　[各4点・合計32点]

①		②		③		④	
⑤		⑥		⑦		⑧	

（2）空欄アに当てはまる疾患を書きなさい。　　　　　　　　　　　　　　　　　[4点]

（3）DPT-IPV（四種混合）ワクチンの対象疾病をすべて書きなさい。　　　　　　[6点]

（4）MR混合ワクチンの対象疾病をすべて書きなさい。　　　　　　　　　　　　[6点]

（5）つぎのワクチンの中で、不活化ワクチンはどれか。　　　　　　　　　　　　[3点]

　　　1．麻疹ワクチン
　　　2．BCGワクチン
　　　3．日本脳炎ワクチン
　　　4．水痘ワクチン　　　　　　　　　　　　　　　　　　　（　　　　　）

（6）つぎのワクチンの中で、生ワクチンはどれか。　　　　　　　　　　　　　　[3点]

　　　1．流行性耳下腺炎（おたふくかぜ）ワクチン
　　　2．HPV感染症（子宮頸がん）ワクチン
　　　3．B型肝炎ワクチン
　　　4．インフルエンザワクチン　　　　　　　　　　　　（　　　　　）

17日目 小児医療の現状と社会保障

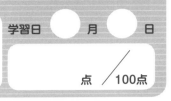

1 小児と社会保障についての文章を読み、設問に答えなさい。

かつては貧しさから人身売買の対象としたり、幼い頃から労働を強いられるなど、子どもに対する扱いは現在と比べるとはるかに劣悪なものであった。わが国でも同様であったが、戦後に子どもを守り、権利を保護し、社会全体で育てていこうとする動きが活発化し、さまざまな対策がとられるようになった。一方で第2次ベビーブームを最後に出生率の低下が著しく進み、深刻な少子高齢化が問題となった。1989年には合計特殊出生率が［　ア　］を示し、この［　ア　］ショックを契機として、1994年に政府により［　①　］が策定された。さらに1999年には［　②　］、2000年にはこれからの母子保健のあり方を示す目的で［　③　］、そして2010年には［　④　］が策定された。2012年には子ども・子育て関連3法が成立したが、依然として少子化傾向にある。また変化する社会状況の影響で、現代の子どもたちには以前とは異なる傾向もみられるようになった。子どもの健康や未来を守るためには、これからも引き続き現状を見据え、将来を見越したさまざまな施策が必要とされる。

（1）空欄①～④に当てはまる語句（施策）選択肢より選び書きなさい。　　［各5点・合計20点］

①	②	③	④

選択肢	子ども・子育てビジョン　　少子化対策プラスワン　　ゴールドプラン　　エンゼルプラン 新エンゼルプラン　　子ども・子育て応援プラン　　健やか親子21　　子ども・子育て支援法

（2）文中アに当てはまる数字はどれか。　　［6点］

　　1．1.26　　2．1.46　　3．1.57　　4．1.8　　　　　　　　　（　　　）

（3）文中①の施策についての説明で正しいものはどれか。　　［6点］

　　1．子育てを夫婦や家庭の問題としてとらえた。
　　2．「重点的に推進すべき少子化対策の具体的実施計画」のことである。
　　3．10年間で行うべき施策と方向性を示した。
　　4．子どもを主人公として目指すべき施策内容と数値目標を示した。　　（　　　）

（4）文中③の施策における主要な課題に含まれないものはどれか。　　［6点］

　　1．虐待防止対策の強化　　2．食育の促進　　3．思春期の保健対策　　4．結婚の支援
　　　　　　　　　　　　　　　　　　　　　　　　　　　　　　　　　　　　（　　　）

（5）現在のわが国の子どもにみられる傾向として最も合わないものはどれか。　　［6点］

　　1．食事の欧米化　　2．視力低下の低年齢化　　3．う歯の急増　　4．運動不足
　　　　　　　　　　　　　　　　　　　　　　　　　　　　　　　　　　　　（　　　）

34

2 小児の医療費助成についての文章を読み、設問に答えなさい。

　わが国では、国民皆保険制度により、生まれた時から誰もが安心して医療を受けることができる。医療保険による医療費支援のほか、乳幼児については未熟児養育医療制度や小児慢性特定疾病医療費助成制度などにより、医療費の助成が行われる。

（1）現在の医療保険制度のもとでは、未就学児の医療費負担の割合はどれか。 ［6点］

　　　1．無料　　2．1割　　3．2割　　4．3割　　　　　　　　（　　　　　）

（2）未熟児養育医療制度の根拠となる法律はどれか。 ［6点］

　　　1．児童福祉法　　2．母子保健法　　3．障害者自立支援法　　4．児童虐待防止法

　　　　　　　　　　　　　　　　　　　　　　　　　　　　　　　（　　　　　）

（3）未熟児養育医療制度に関する説明で、正しいものはどれか。 ［6点］

　　　1．出生時の体重が2,500g以下の児が対象となる。
　　　2．出生体重に関わらず、生活力がとくに薄弱な児もその対象となる。
　　　3．生後28日までの児が対象となる。
　　　4．入院中の食事療養費は公費負担の対象外である。　　　　（　　　　　）

（4）小児慢性特定疾病医療費助成制度について、誤っているものはどれか。 ［6点］

　　　1．児童福祉法に基づいて設けられている制度である。
　　　2．入院だけでなく、通院の場合でも給付の対象となる。
　　　3．新規認定の場合は15歳未満が給付の対象となる。
　　　4．引き続き治療を要すると認められた場合には20歳まで利用できる。（　　　　　）

3 つぎの文章で、正しいものには〇、誤っているものには×を書きなさい。 ［各4点・合計32点］

（1）充実した医療体制を整備するために小児病棟は増加傾向である。　　　　（　　　　　）

（2）小児看護の対象は、新生児から学童期までの子どもである。　　　　　（　　　　　）

（3）現代社会では、子どもでも生活習慣病にかかるリスクが高まっている。　（　　　　　）

（4）小児期の疾病を持ったまま成人になる傾向が顕著になった。　　　　　（　　　　　）

（5）認定看護師には、小児救急看護の分野がある。　　　　　　　　　　　（　　　　　）

（6）専門看護師の分野に小児看護の領域はまだない。　　　　　　　　　　（　　　　　）

（7）小児慢性疾病医療費助成制度の対象者は、ほかの公的扶助は受けられない。（　　　　　）

（8）小児慢性疾病医療費助成制度による自己負担額は保護者の収入により異なる。（　　　　　）

18日目 児童福祉と母子保健

小児看護学まとめドリル

学習日　　月　　日　　点／100点

1 児童福祉法と児童虐待防止法についての文章を読み、設問に答えなさい。

　第2次世界大戦後、すべての子どもが健全に育つことを目標につくられたのが児童福祉法であり、1948年（昭和23年）に施行された。児童福祉法においては児童を　ア　未満の者と定め、同法律の対象としている。児童福祉法に基づき、第12条で規定される児童相談所や、第7条で規定される児童福祉施設などが設置されているほか、乳児家庭全戸訪問事業などが行われ、子どもの育成支援のためのさまざまな対策がとられている。また大きな社会問題にもなる児童虐待については、何度も改正を重ねる「児童虐待の防止等に関する法律（児童虐待防止法）」により対策がとられている。しかし今だに児童虐待はなかなか解決されず、その相談件数も増加傾向にある。

（1）アに当てはまる年齢はどれか。 ［4点］

　　1. 6歳　　2. 12歳　　3. 15歳　　4. 18歳　　（　　　）

（2）児童相談所の役割を具体的に3つ挙げなさい。 ［1つにつき3点・合計9点］

　　①
　　②
　　③

（3）児童福祉法に基づく児童福祉施設とされる施設を3つ挙げなさい。 ［1つにつき3点・合計9点］

　　①
　　②
　　③

（4）乳児家庭全戸訪問事業とは、どのような事業をいうか。具体的に説明しなさい。 ［5点］

（5）児童虐待防止法で定める虐待行為とはどのような行為をいうか。3つ挙げなさい。

［1つにつき3点・合計9点］

　　①
　　②
　　③

（6）児童虐待を発見したときに通告先として児童虐待防止法に規定されているのはどれか。 ［4点］

　　1. 警察署　　2. 家庭裁判所　　3. 教育委員会　　4. 福祉事務所　　（　　　）

2 母子保健についての文章を読み、設問に答えなさい。

　　新生児・乳児の死亡や妊産婦の死亡、乳幼児の栄養状態などを改善し、母子保健を推進するために1965年に成立、翌年より施行されたのが母子保健法である。同法の第15条では、　①　　の届け出が義務付けられ、そして第16条では　②　　の交付が定められており、母子保健の向上に貢献している。また第11条の　③　　訪問指導や第17条の　④　　訪問指導、そして第19条による、　ア　g未満の出生児への　⑤　　訪問指導など、訪問による妊産婦支援、育児支援も行われている。さらに第12条と13条では、妊産婦と乳幼児の健康診査について規定している。その中では、乳幼児は1歳6ヶ月から満　イ　歳の間に1回、満　ウ　歳から満　エ　歳の間に1回、合計2回の健康診査を受けることが推奨されている。

（1）空欄①～⑤に当てはまる語句を書きなさい。　　　　　　　　　　　　　　　　　[各4点・合計20点]

①		②		③		④		⑤	

（2）空欄アにあてはまる数字はどれか。　　　　　　　　　　　　　　　　　　　　　　　　　[4点]

　　　　1．1,500　　　2．2,000　　　3．2,500　　　4．3,000　　　　　　（　　　　　）

（3）空欄イ～エに当てはまる数字を書きなさい。　　　　　　　　　　　　　　　　[各2点・合計6点]

イ		ウ		エ	

（4）妊産婦と乳幼児の健康診査に関する説明で誤っているものはどれか。　　　　　　　　[6点]

　　　　1．妊娠の初期は、毎月1回の健康診査の受診が推奨される。
　　　　2．妊娠36週以降は、2週に1回の健康診査の受診が推奨される。
　　　　3．健康診査には、育児に関する相談も含まれる。
　　　　4．3歳児の健康診査では、障害の早期発見も目的とされる。　　　　（　　　　　）

3 児童福祉と母子保健について、正しいものには〇、誤っているものには×を書きなさい。

[各3点・合計24点]

（1）児童福祉法では、子どもはその保護者が責任をもって育成することを規定する。　（　　　　　）

（2）市町村による児童虐待相談窓口の設置は、法的な義務である。　　　　　　　　（　　　　　）

（3）児童福祉施設への監査は国により行われる。　　　　　　　　　　　　　　　　（　　　　　）

（4）被虐待児を発見した場合、その報告は法律により義務付けられている。　　　　（　　　　　）

（5）市町村は児童相談所を設置しなければならない。　　　　　　　　　　　　　　（　　　　　）

（6）児童相談所は、一般的な事例への対応が中心である。　　　　　　　　　　　　（　　　　　）

（7）児童虐待防止法の対象は、15歳未満の子どもである。　　　　　　　　　　　　（　　　　　）

（8）低体重児が出生したとき、保護者にはその届け出が義務付けられている。　　　（　　　　　）

小児看護学
まとめドリル

19日目

子どもの出生と死亡

学習日 ◯ 月 ◯ 日

点 ／100点

1 子どもの出生と少子化ついての文章を読み、設問に答えなさい。

2017年（平成29年）の統計によると、我が国の総人口に対して年少人口の割合は ［ ア ］％となっている。また、一人の女性が生涯に出産する子の数を示す指標となる合計特殊出生率も、2017年では ［ イ ］となり、少子化の傾向は依然として顕著である。かつての第1次ベビーブームや第2次ベビーブームに比べれば年間の出生数も半分以下となっており、それに対してさまざまな対策が講じられているとはいえ、少子化が大きな社会問題といえる。

（1）アに当てはまる数字はどれか。　　　　　　　　　　　　　　　　　　　　　　　　　　［6点］

　　　1．10.6　　　　2．12.3　　　　3．14.5　　　　4．15.2　　　　（　　　　　）

（2）イに当てはまる数字はどれか。　　　　　　　　　　　　　　　　　　　　　　　　　　［6点］

　　　1．1.26　　　　2．1.39　　　　3．1.43　　　　4．1.75　　　　（　　　　　）

（3）つぎの説明で正しいものはどれか。　　　　　　　　　　　　　　　　　　　　　　　　［6点］

　　　1．第1次ベビーブームは、1947年～1949年を指す。
　　　2．人口を一定の割合で維持できる合計特殊出生率は1.97とされる。
　　　3．2015年には老年人口が年少人口を戦後初めて上回った。
　　　4．年少人口とは、6歳から14歳の人口を表す。　　　　　　　　　（　　　　　）

（4）つぎの説明で誤っているものはどれか。　　　　　　　　　　　　　　　　　　　　　　［6点］

　　　1．合計特殊出生率は15～49歳までの女性の年齢別出生率の合計である。
　　　2．現代の日本では、結婚してから第1子をもうけるまでの期間が長い。
　　　3．2017年の出生数は100万人を下回った。
　　　4．第2次ベビーブームの頃は、合計特殊出生率は4を超えていた。　（　　　　　）

（5）現代の少子化の原因として考えられることを3つ挙げなさい。　　［1つにつき4点・合計12点］

　　　①

　　　②

　　　③

（6）少子化によってわが国では将来、特にどのようなことが問題になるか。　　　　　　　［8点］

38

2 周産期死亡と乳児死亡についての文章を読み、設問に答えなさい。

　妊娠満 ①　 週以降の死産と生後 ②　 未満の早期新生児死亡を合わせて周産期死亡、そして、生後 ③　 未満の死亡を乳児死亡という。現在わが国では、周産期死亡、乳児死亡ともに、世界的にみても非常に低い数値を示している。死亡の原因として最も多いものは、新生児、乳児ともに ア　 によるものである。また乳児では、 ④　 歳未満の児に突然の死をもたらす症候群とされる ⑤　 症候群（SIDS）も死亡原因として少なくない。

（1）空欄①〜⑤に当てはまる語句・数字を書きなさい。　　　　　　　　　　　　　［各4点・合計20点］

①		②		③		④		⑤	

（2）空欄アにあてはまる死亡原因を書きなさい。　　　　　　　　　　　　　　　　　　　　［6点］

（3）わが国で周産期死亡、乳児死亡が少ないのはどのような理由が考えられるか。　　　　　　［8点］

3 子どもの死亡原因についての文章を読み、設問に答えなさい。

　子どもの死亡原因は、成長・発達に伴い変化がみられる。例えば、1歳以降になると死亡原因の上位に「不慮の事故」が顕著に現れる。乳児にみられる不慮の事故死として最も多いものが ア　 で、そのほか交通事故や溺死も増加傾向になる。幼児期の後半から学童期、あるいは思春期前期にかけては悪性新生物が最も多い死因として挙げられるが、15歳以降になると イ　 が死亡原因として急激に増加し、死因の第1位となる。年齢別の死亡原因を分析し、救える命を守ることも医療従事者の役割といえる。

（1）アに当てはまる死亡原因とそれが多い理由を考えて書きなさい。　　　　　　　　　　　［8点］

　　　原因：

　　　理由：

（2）イに当てはまる死亡原因とそれが多い理由を考えて書きなさい。　　　　　　　　　　　［8点］

　　　原因：

　　　理由：

（3）1歳以降で交通事故や溺死が増えてくる理由を考えて書きなさい。　　　　　　　　　　［6点］

20日目 子どもの権利

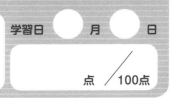

1 子どもの権利についての文章を読み、設問に答えなさい。

　成長・発達途上にある上、社会的な経験も未熟な子どもにとって、例えば治療についての重要な判断を迫られたときに自らの気持ちを表出したり、最適と思われる選択をすることが困難な場合もある。そのため、ア：大人や医療者側がまるで尊大な父親のような態度で一方的に治療方針を決めてしまうといったような状況も生まれやすい。わが国でも1951年に児童憲章が制定され、児童の権利を守ろうとする動きが強まった。さらに1989年に国連で採択された「児童の権利に関する条約」は1994年に日本でも批准され、子どもの人権に対する考えがより重要視されるようになった。イ：医療現場における子どもの権利を擁護、代弁し、子どもが安心して適切な医療を受けることができるようにするためには、インフォームドアセントやプレパレーションなどの徹底が重要といえる。

（1）児童憲章についての説明で誤っているものはどれか。　　　　　　　　　　　［4点］

　　1．罰則規定は設けられていない。
　　2．保護者の責務を定めている。
　　3．児童がよい環境の中で育てられることを定めている。
　　4．日本国憲法の精神に基づいている。　　　　　　　　　　（　　　　）

（2）下線アのような状態を何というか。カタカナ7文字で答えなさい。　　　　［4点］

（3）下線イのように、権利を擁護することを何というか。カタカナ6文字で答えなさい。　［4点］

（4）小児医療における「インフォームドアセント」の意味を簡潔に説明しなさい。　［5点］

（5）プレパレーションとはどのような意味か。簡潔に説明しなさい。　　　　　　［5点］

（6）手術前の子どもへのプレパレーションの目的を3つ挙げなさい。　［1つにつき3点・合計9点］

　　①
　　②
　　③

2 臓器移植法についての文章を読み、設問に答えなさい。

　　1997年に制定された「臓器の移植に関する法律（臓器移植法）」により、脳死も人の死と認め、脳死患者の臓器提供が可能となった。その後、2009年に臓器移植法の改正が行われ（施行は翌年）、本人の意思が不明の場合でも家族が　　ア　　する場合には臓器提供が可能となり、実質的に　　①　　歳未満でも臓器提供が認められることとなった。脳死判定はまず「自発呼吸の停止」や「瞳孔の散大と固定」など　　②　　つの項目について、必要な知識と経験を持つ移植に無関係な　　③　　人以上の医師により確認される。さらに正確に判定するために　　④　　時間後に同様の項目で再度判定が行われるが、小児では　　⑤　　時間後に2回目の判定がなされる。

（1）空欄①〜⑤に当てはまる数字を書きなさい。　　　　　　　　　　　　　　　　［各4点・合計20点］

①		②		③		④		⑤	

（2）空欄アにあてはまる言葉を書きなさい。　　　　　　　　　　　　　　　　　　　　　　［5点］

（3）「自発呼吸の停止」と「瞳孔の散大と固定」以外の脳死判定項目を2つ挙げなさい。

［1つにつき3点・合計6点］

　　　①

　　　②

（4）成人と小児では、2回目の脳死判定を行う間隔が異なるのはなぜか。　　　　　　　［6点］

3 つぎの文章で、正しいものには〇、誤っているものには×を書きなさい。

［各4点・合計32点］

（1）児童の権利に関する条約では、15歳未満を児童と定義し、その対象とする。　　　（　　　　）

（2）児童の権利に関する条約は、病気の有無に関わらずすべての子どもを対象とする。（　　　　）

（3）児童の権利に関する条約は、児童福祉法の改正にも影響を与えた。　　　　　　　（　　　　）

（4）子どもにも意見を表明する権利が与えられている。　　　　　　　　　　　　　　（　　　　）

（5）子どもの入院中は、テレビやゲームなどは極力禁止する。　　　　　　　　　　　（　　　　）

（6）治療に伴う痛みなどの不安要素は子どもには伝えない方がよい。　　　　　　　　（　　　　）

（7）両親もプレパレーションに参加できる。　　　　　　　　　　　　　　　　　　　（　　　　）

（8）患児の意思があっても家族が拒否すれば臓器提供はできない。　　　　　　　　　（　　　　）

小児看護学
まとめドリル

21日目 学校保健と特別支援教育

学習日　　月　　日

点／100点

1 感染症と出席停止についての文章を読み、設問に答えなさい。

　学校においてとくに予防すべき感染症は、第一種〜第 ① 種に分類されている。そのうち第一種とされる感染症は、感染症法に規定されている一類感染症と二類感染症をいい、罹患した場合には ② するまで出席停止となる。第二種の感染症は、せきやくしゃみなどによって人から人に ③ 感染する感染症であり、インフルエンザや麻疹、風疹、流行性耳下腺炎（おたふくかぜ）、水痘、咽頭結膜熱（プール熱）などがある。第二種の感染症に罹患した場合には、それぞれの感染症で出席停止解除の条件が定められている。例えばインフルエンザでは、発症後 ④ 日を経過し、かつ解熱後 ⑤ 日（※幼児の場合はさらに1日）を経過したときに出席停止の解除となる。これら出席停止の指示は、 ⑥ により行われる。

（1）空欄①〜⑥に当てはまる語句・数字を書きなさい。　　　　　　　　　　　[各4点・合計24点]

①		②		③	
④		⑤		⑥	

（2）文中のような出席停止が定められているのはなぜか。　　　　　　　　　　　　　[5点]

（3）麻疹に罹患した場合の出席停止解除の要件を書きなさい。　　　　　　　　　　　[5点]

（4）風疹に罹患した場合の出席停止解除の要件を書きなさい。　　　　　　　　　　　[5点]

（5）水痘に罹患した場合の出席停止解除の要件を書きなさい。　　　　　　　　　　　[5点]

（6）つぎの文章で、正しいものには〇を、誤っているものは×を書きなさい。　[各2点・合計8点]

　　①流行性耳下腺炎は、全身状態が良好になれば出席停止が解除される。　　（　　　　　）

　　②咽頭結膜熱は主要症状が消退し2日を経過すれば出席が可能になる。　　（　　　　　）

　　③出席停止は感染症法により定められている。　　　　　　　　　　　　　（　　　　　）

　　④現在の日本では、結核は学校でとくに予防すべき感染症ではない。　　　（　　　　　）

42

2 学校保健についての文章を読み、設問に答えなさい。

　学校保健とは、学校において児童生徒等の健康の保持増進を図ること、集団教育としての学校教育活動に必要な健康や安全への配慮を行うこと、自己や他者の健康の保持増進を図ることができるような能力を育成することなど、学校における保健管理及び保健教育をいう。学校保健は1958年に制定された　①　法に基づき、整備・推進されてきた。2009年には　②　法と名称変更がなされ、より充実した学校保健を実現する施策がとられるようになった。　②　法は、学校教育法に規定されている学校に在学中の幼児、児童、生徒、学生およびその　③　を対象としており、その中では　④　の設置（第7条）や健康相談、健康診断の実施を義務付けている。

（1）空欄①～④に当てはまる語句を書きなさい。　　　　　　　　　　　　　　　　[各5点・合計20点]

①		②		③		④	

（2）児童や生徒への健康診断は、どの程度の頻度で行うように規定されているか。　　　[4点]

　　1．年2回　　　　　2．年1回　　　　　3．2年に1回　　　　4．在学中1回　　（　　　　）

（3）健康相談を義務付けているのは、文中②の法律の第何条か。　　　　　　　　　[4点]

　　1．第2条　　　　　2．第8条　　　　　3．第18条　　　　4．第26条　　（　　　　）

（4）学校保健に関する説明で正しいものはどれか。　　　　　　　　　　　　　　[6点]

　　1．健康相談を行うことができるのは学校医のみである。
　　2．学校医を置くことができる。
　　3．健康診断の結果は7日以内に本人・保護者に通知しなければならない。
　　4．教育委員会は小学校入学前の児に健康診断を実施しなければならない。　　（　　　　）

3 教育の支援についての文章を読み、設問に答えなさい。

　盲学校や聾（ろう）学校、養護学校などは、現在、　ア　学校とよばれる。さらに小中学校などに置かれていた　イ　学級も　ウ　学級となった。これは、病気を持つ児やハンディを持つ児なども、　エ　の精神に基づき当たり前に教育を受けられることを目標とする現れでもある。

（1）ア～ウに当てはまる語句を書きなさい。　　　　　　　　　　　　　　　　　[各3点・合計9点]

ア		イ		ウ	

（2）　エ　に当てはまる語句として最も適切なものはどれか。　　　　　　　　　[5点]

　　1．プレパレーション
　　2．ノーマライゼーション
　　3．インフォームドコンセント
　　4．アドボカシー　　　　　　　　　　　　　　　　　　　　　　　　　　　（　　　　）

SENKOSHA のメディカルドリル好評ラインアップ

学生への課題や宿題に最適！テスト形式で実力アップできるメディカル・ホームワーク

メディカル・ホームワーク

進級までにやっておきたい！
解剖生理学まとめドリル
― 人体の基本を総チェック ―

4週間速習！

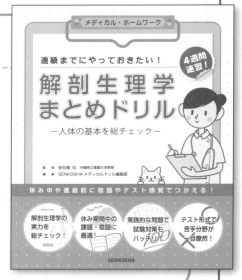

監修　安谷屋 均　前・沖縄県立看護大学教授　　編集　SENKOSHA メディカルドリル編集部
本体 1,300 円＋税　AB 判／64 頁＋別冊解答集　ISBN978-4-906852-13-0

解剖生理学の知識や理解力を確認するテスト感覚のドリルテキスト。28日分のテストで、進級までに押さえておきたい解剖生理学の知識を総復習できます。穴埋め問題や○×問題のほか、理由を述べる問題などに取り組むことで、より実践的な力が身につきます。休み期間中の宿題や毎日の予習・復習、進級前の確認テスト、そして試験対策などとしてご活用いただきたい内容です。

解答集では、重要語句を青字で示しているから、ポイントが一目でわかる！

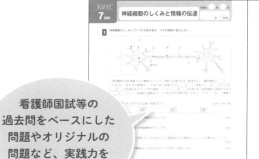

看護師国試等の過去問をベースにした問題やオリジナルの問題など、実践力を養う問題を用意

理由や根拠を述べ、理解力を問う問題も数多く収載しているから実践的

CONTENTS

1 日目	細胞の構造と機能	11 日目	感覚器①　体性感覚と内臓感覚	21 日目	免疫のしくみ
2 日目	骨の構造と機能	12 日目	感覚器②　特殊感覚	22 日目	呼吸器の構造と機能
3 日目	全身のおもな骨①（頭蓋骨・体幹骨・上肢骨）	13 日目	内分泌系①　下垂体・甲状腺・副甲状腺	23 日目	呼吸のメカニズム
4 日目	全身のおもな骨②（下肢骨・関節）	14 日目	内分泌系②　膵臓・副腎・性腺	24 日目	消化管の構造と機能①　口〜胃
5 日目	筋の構造と機能	15 日目	体液の成分と機能	25 日目	消化管の構造と機能②　小腸・大腸
6 日目	おもな骨格筋	16 日目	身体の恒常性　体液・体温	26 日目	肝臓・胆嚢・膵臓の構造と機能
7 日目	神経細胞のしくみと情報の伝達	17 日目	体液循環	27 日目	泌尿器の構造と機能
8 日目	脳と脊髄	18 日目	血管の構造とおもな動脈・静脈	28 日目	生殖器のしくみと受精・胎児の成長
9 日目	大脳の構造と機能	19 日目	心臓の構造と機能		
10 日目	末梢神経の機能	20 日目	リンパ系		

SENKOSHA のメディカルドリル好評ラインアップ

実習前に看護技術を徹底理解！
休み中の課題や宿題に最適なメディカル・ホームワーク

メディカル・ホームワーク

3週間速習 実習までにやっておきたい！

基礎看護技術まとめドリル

企画協力　諏訪赤十字看護専門学校
監修協力　登内秀子・伊藤睦美・石橋絵美
（各）本体 1,300 円＋税　AB 判／48 頁＋別冊解答集

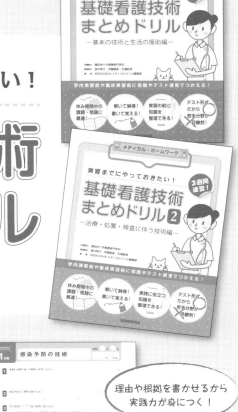

基礎看護技術の実践に必要な知識を振り返るテスト感覚のドリルテキスト。理由や根拠を考えながら解き、自分でまとめることで確実な知識が身につきます。詳しい解説集は別冊なので、毎日の予習・復習や実習前の知識確認テスト、そして休み中の課題などとして活用できる内容です。

理由や根拠を書かせるから
実践力が身につく！

100 点満点のテスト形式だから
苦手分野がよくわかる

○×問題や記述問題など
幅広い問題形式で出題

解答集には問題文も
記載しているから効率的！

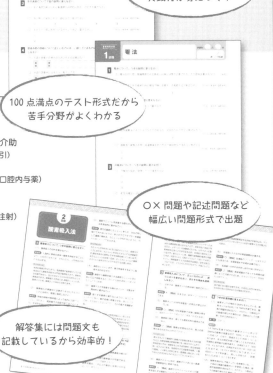

[1] 基本の技術と生活の援助編
ISBN978-4-906852-11-6

CONTENTS
- 1 日目　感染予防の技術
- 2 日目　脈拍測定
- 3 日目　血圧測定
- 4 日目　体温測定
- 5 日目　基本の体位とボディメカニクス
- 6 日目　体位変換
- 7 日目　ベッドメイキング
- 8 日目　臥床患者のリネン交換
- 9 日目　寝衣交換
- 10 日目　移乗・移送
- 11 日目　食事の援助
- 12 日目　経管栄養法
- 13 日目　口腔ケア
- 14 日目　洗髪
- 15 日目　全身清拭
- 16 日目　入浴
- 17 日目　陰部洗浄・陰部清拭
- 18 日目　床上排泄
- 19 日目　失禁のケアとオムツ交換
- 20 日目　導尿
- 21 日目　催下浣腸

[2] 治療・処置・検査に伴う技術編
ISBN978-4-906852-15-4

CONTENTS
- 1 日目　罨法
- 2 日目　酸素吸入法
- 3 日目　排痰法・ネブライザーによる吸入の介助
- 4 日目　一時的吸引（口腔内・鼻腔内・気管吸引）
- 5 日目　胸腔内持続吸引（胸腔ドレナージ）
- 6 日目　与薬の援助（与薬の基本・経口与薬・口腔内与薬）
- 7 日目　与薬の援助（直腸内与薬・外用薬）
- 8 日目　穿刺
- 9 日目　注射法（皮内注射・皮下注射・筋肉内注射）
- 10 日目　静脈内注射
- 11 日目　点滴静脈内注射・輸液
- 12 日目　静脈血採血
- 13 日目　輸血の援助
- 14 日目　血液に関する検査の介助
- 15 日目　尿検査・便検査・喀痰検査の介助
- 16 日目　消化管内視鏡検査の介助
- 17 日目　画像診断・心電図検査の介助
- 18 日目　急変時・緊急時・災害時の看護
- 19 日目　心肺蘇生法
- 20 日目　創傷の管理
- 21 日目　褥瘡の予防とケア

SENKOSHA のメディカルドリル好評ラインアップ

この1冊で数字・数値に強くなる！テスト感覚のドリルで数の知識を総チェック！

メディカル・ホームワーク

30日間特訓！ 看護学生が覚えておきたい！

数字・数値 まるごとドリル
ー試験・実習・実践に役立つ数字ー

編集　SENKOSHA メディカルドリル編集部
本体 1,400 円＋税　AB 判／ 64 頁＋別冊解答集　ISBN978-4-906852-18-5

メディカル・ホームワーク

看護学生が覚えておきたい！

数字・数値 まるごとドリル
ー試験・実習・実践に役立つ数字ー

30日間特訓！

■　SENKOSHA メディカルドリル編集部

学内演習前や臨床実習前に宿題やテスト感覚でつかえる！

- 休み期間中の課題・宿題に最適！
- 1冊丸ごと数字だから集中して覚えられる！
- 数字を読み解きながら看護の総復習！
- テスト形式だから苦手分野が一目瞭然！

健康や医療、医療に関する法律、人体、看護技術、母性看護学、小児看護学、老年看護学、そして基準値など、看護学生が覚えておきたいあらゆる「数字」をテスト形式でまとめたドリルテキスト。看護学の学習に必要な数字や数値を総まとめすることができます。試験対策や毎日の学習、休暇中の課題・宿題としてご活用いただきたい内容です。

解答集では、重要語句を青字で示しているから、ポイントが一目でわかる！

看護師国家試験等の過去問などを参考に、すべて数字に関する問題で構成。

問題を読みながらさまざまな知識を学べる。また問題形式もさまざまだから実力が身につく！

CONTENTS

1 日目　看護の法律・規定に関する数字	11 日目　看護技術の数字② 呼吸のケアと管理
2 日目　医療提供施設に関する数字	12 日目　看護技術の数字③ 血圧測定・採血・輸血
3 日目　社会保障に関する数字	13 日目　看護技術の数字④ 活動・休息・安楽
4 日目　国民の動向と健康に関する数字	14 日目　看護技術の数字⑤ 食事の援助と栄養
5 日目　人体の数字① 骨・関節・筋	15 日目　看護技術の数字⑥ 排泄のしくみと援助
6 日目　人体の数字② 呼吸器と呼吸	16 日目　栄養について覚えておきたい数字
7 日目　人体の数字③ 心臓と血管	17 日目　さまざまな理論に関する数字
8 日目　人体の数字④ 消化器と消化	18 日目　看護の歴史に関する数字
9 日目　人体の数字⑤ 中枢神経と末梢神経	19 日目　母性看護学の数字① 受精と胎児の成長
10 日目　看護技術の数字① 注射に関する数字	20 日目　母性看護学の数字② 妊娠と出産

21 日目　母性看護学の数字③ 産褥期と新生児
22 日目　母性看護学の数字④ 不妊・先天異常
23 日目　小児看護学の数字① 児童福祉と母子保健
24 日目　小児看護学の数字② 成長・発育と評価
25 日目　小児看護学の数字③ 子どもの食事と栄養
26 日目　老年看護学の数字① 高齢者と生活
27 日目　老年看護学の数字② 高齢者と疾患
28 日目　救急・急変・緊急時の看護に関する数字
29 日目　意識レベルの判別トレーニング
30 日目　覚えておきたい基準値・診断基準

SENKOSHA のメディカルドリル好評ラインアップ

0時間目のメディカルドリル

看護学生のための
計算トレーニングドリル

基本から応用まで！
試験直前対策や
日々のトレーニング
につかえる！

3週間で仕上げる！

解説・監修　渡辺将隆　佐久医療センター薬剤部
企画協力　JA長野厚生連佐久総合病院看護専門学校
編集　SENKOSHA メディカルドリル編集部

定価：本体 1,200 円＋税　AB判・48頁＋別冊解答
ISBN978-4-906852-10-9

本書のポイント

▶ 看護学生が解いておきたい計算問題を 21 日（3週間）分のドリルでまとめた今までにない問題集！

▶ 〈解き方編〉では、基本の計算や文章問題をくわしい解説と練習問題でじっくり学習。だからムリなく実力アップ！

▶ 〈トレーニング編〉では繰り返し問題を解き、実践力を養う。さらに総仕上げの 100 点満点テストでレベルアップを確認！

▶ 解答集が別冊だから、試験感覚で学習できる！また本体テキストだけを学生への課題・宿題として使うことも可能！

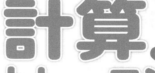

CONTENTS

解き方編

1日目　ウォーミングアップ　基本の計算
2日目　大きい数の掛け算・割り算
3日目　小数点の計算
4日目　比例を使った計算
5日目　BMIの求め方
6日目　カウプ指数の計算
7日目　ローレル指数の計算
8日目　摂取エネルギーを求める計算
9日目　点滴の滴下数を求める計算
10日目　点滴の終了時間・時刻を求める計算
11日目　酸素ボンベの残量を求める計算
12日目　濃度に関する計算

トレーニング編

13日目　基本の計算トレーニング①
14日目　基本の計算トレーニング②
15日目　基本の計算トレーニング③　比例の計算
16日目　栄養に関する計算トレーニング①
17日目　栄養に関する計算トレーニング②
18日目　点滴・輸液に関する計算トレーニング①
19日目　点滴・輸液に関する計算トレーニング②
20日目　酸素吸入に関する計算トレーニング
21日目　濃度に関する計算トレーニング

総仕上げ！　100点満点テスト

SENKOSHA のメディカルドリル好評ラインアップ

毎日コツコツ！スピードトレーニング
看護学生のための 5分間テストシリーズ

本書は、看護学生が覚えておきたい知識を小テスト形式でまとめたドリル教材です。無理のないボリュームのテストに毎日少しずつ取り組むことで、試験を意識した学習ができます。

看護師国家試験などでは、たくさんの問題を限られた時間内に正確に解く必要があります。本書では1回のテストの制限時間を5分間に設定しているので、その時間の中で、速く、そして正確に解くトレーニングができます。シリーズの第1弾は「必修問題レベル編」です。看護師国家試験の必修問題をベースにした基本的なレベルの内容になっているので、1年生のうちからでも無理なくコツコツと学習することができます。

第1弾！ 必修問題レベル編（全3巻）

- 1回5分の小テストで実力アップ
- テストに必要なスピードが身につく！
- 朝学習や宿題に使えるドリル型テキスト

① 健康・医療の基本と看護の対象
定価：本体：800円＋税　A5判・80頁　ISBN978-4-906852-19-2

人口動態や人口静態、社会保障制度、健康から、医療倫理、患者の人権、看護に関係する法規、そして看護の対象となる人間の理解まで、看護学の基本を網羅しました。

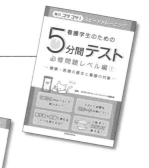

② 人体・症状・疾患の理解
定価：本体：900円＋税　A5判・96頁　ISBN978-4-906852-20-8

人体に関する基本的な知識を臓器系統別に学習し、さらに試験に出やすい主要な症状や疾患についても力試しができる1冊です。

③ 看護技術の実践に必要な知識
定価：本体：800円＋税　A5判・80頁　ISBN978-4-906852-21-5

看護過程や患者とのコミュニケーションといった基本技術、そして日常生活援助と診療の補助技術についての必須の知識を確認できます。

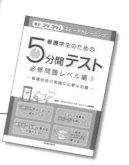

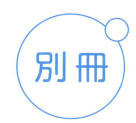

メディカル・ホームワーク

3週間速習　実習までにやっておきたい！

小児看護学 まとめドリル

―おさえておきたい小児看護の基本―

解答と解説

編　集　SENKOSHA メディカルドリル編集部
企画協力　小﨑妙子　佐藤友歌　山野 歩　田村佳子
　　　　　埼玉医科大学附属総合医療センター看護専門学校

SENKOSHA

メディカル・ホームワーク

実習までにやっておきたい！

小児看護学まとめドリル
— おさえておきたい小児看護の基本 —

別冊 解答と解説

3週間速習

編　集　SENKOSHA メディカルドリル編集部

企画協力
小﨑　妙子 ● Taeko Kosaki　埼玉医科大学附属総合医療センター看護専門学校 教務主任
佐藤　友歌 ● Tomoka Sato　埼玉医科大学附属総合医療センター看護専門学校 専任教員
山野　　歩 ● Ayumi Yamano　埼玉医科大学附属総合医療センター看護専門学校 専任教員
田村　佳子 ● Yoshiko Tamura　埼玉医科大学附属総合医療センター看護専門学校 専任教員

CONTENTS

1日目	小児期の成長と発達	4
2日目	新生児の身体的特徴	6
3日目	乳児期の成長・発達と課題	8
4日目	幼児期の成長・発達と課題	11
5日目	学童期の成長・発達と課題	12
6日目	思春期の成長・発達と課題	14
7日目	新生児期・乳児期の栄養	17
8日目	離乳の進め方	19
9日目	幼児期・学童期・思春期の栄養と食事	21
10日目	小児の日常生活と看護	23
11日目	バイタルサイン測定と身体測定	25
12日目	排泄の援助とトイレットトレーニング	27
13日目	小児の病気と看護	29
14日目	小児の入院と看護	31
15日目	小児の事故と救急	33
16日目	子どもの予防接種	36
17日目	小児医療の現状と社会保障	38
18日目	児童福祉と母子保健	39
19日目	子どもの出生と死亡	41
20日目	子どもの権利	43
21日目	学校保健と特別支援教育	45

は　じ　め　に

　　解答・解説集は別冊になっています。まずは解答を見ずに自分の力で解いてみましょう。本書では、○×問題や択一問題、穴埋め問題の他に、根拠を問う問題や用語を説明する記述問題なども多く用意されています。

　　記述問題の解答と自分の書いた答えが一字一句同じになることはないと思います。解答集では、なるべくポイントとなる重要項目を押さえながら解説しておりますので、「解答例」として参考にしながら、一つ一つの問題を自分自身で理解するように心がけながら学習しましょう。

　　またわからないことや疑問に思うことは教科書や参考書などで調べたり、担当の先生に質問するなど、知識を深めていきましょう。問題文を読み、自分で考え、答えを書き、わからなかったことや疑問に思うこと、もっと知りたいことをさらに学習することで確実な知識が身につき、ぐんぐん力がつくはずです。

　　国の将来を担う子どもたちの成長を見守り、寄り添い、支えていくことは小児看護の大事な役割です。そのために、小児看護学の対象である子どもへの理解、小児医療を取り巻く問題への見聞等を深め、自信をもって実践できるようになりましょう。

　　本書の解答・解説の内容は、さまざまなテキストの見解や国家試験等の正答などを元にしておりますが、文献等によって根拠や数値、基準値などに違いがみられる場合もございます。疑問点などはその都度確認してください。なるべく共通した概念や新しい考え方などを収載すべく最善の努力をいたしておりますが、本書の記載内容における損害や事故などにつきましては、監修者、出版社はその責を負いかねますのでご了承ください。

1日目 小児期の成長と発達

1

（1）①1
②幼児
③学童
④思春
⑤28

解説 小児看護学においては、おもに身体的な発育を成長とよび、そして身体的な発育も含め、心理的にも社会的にも人間としての機能が変化していくことを発達とよびます。小児期は大きく、乳児期、幼児期、学童期、思春期に分けられます。学童期後半の第二次性徴の発現をもって思春期とします。

（2）**解答例** 発達の遅れや発達の偏り（発達障害）を早期に発見し、適切なケア、支援につなげる。

解説 子どもの成長には個人差があります。また最近では、周囲の子と比べた場合の発達の遅れや偏りを、すぐに障害としてとらえて特別扱いするのではなく、発達に合わせた適切な支援をすることが重要とされています。子どもの成長・発達について評価した内容を両親にも伝え、安心して子育てができるように支援することも大切であり、評価の目的ともいえるでしょう。

（3）**解答例** 全体を100としたときに、評価対象が小さいほうから数えて何番目に位置するかを示す数値のこと。

解説 パーセンタイル値は乳幼児の身体の発育を評価する際にも用いられますが、10パーセンタ

イル未満や、90パーセンタイルを超える場合には、発育に対する経過観察が必要とされます。

■図1-1　パーセンタイル値の評価基準

①10〜90パーセンタイル以内	問題なし
②10パーセンタイル未満と90パーセンタイル超	経過観察
③3パーセンタイル未満と97パーセンタイル超	精密検査

※③以外でも成長に停滞がみられる場合には精密検査の対象となります。

（4）4

解説 デンバー式発達評価法では、個人－社会、微細運動－適応、言語、粗大運動の4領域からなる125項目について到達レベルが示され、評価を行います。対象年齢は0〜6歳です。

（5）3

解説 平均値と計測値の分布を示すものがSD（標準偏差）で、SD値という数値で示されます。計測者の数値が、平均値からどれくらい離れているかを知る指標となります。カウプ指数は乳幼児の発育評価に用いられる指数で、〔体重（g）÷身長（cm）^{2}〕×10で求めます。ローレル指数は、学童期や思春期の発育状態の評価に用いられる指数で、〔体重（kg）÷身長（cm）^{3}〕×10^7で求められます。一般的に160以上が肥満とされます。肥満度は幅広い年齢層で使われる指数で、〔実測体重（kg）－標準体重（kg）〕÷標準体重（kg）×100で求めます。学童では+20％で軽度肥満、+30％で中等度肥満、＋50％以上になると高度肥満とされます。

2

（1）**解答例** 身体の上（頭部）から下（脚部）の方向へ向かう。／中枢（中心部）から末梢へと向かう。

解説 例えば、成長の過程で、まず首が座り、腰部が安定してお座りができるようになり、そして下肢の発達とともに立ち上がり、歩けるようにな

るなど、乳幼児期の発達過程には上部（頭部）から下部、中心から末梢のほうへ向かうという方向性、順序性があります。

■図1-2　乳幼児の発達の方向性・順序性

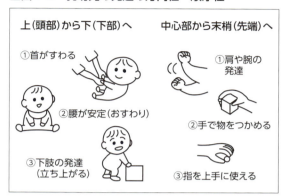

(2) 解答例 健康状態（病気や障害の有無など）／生活習慣（食生活や運動など）／家庭環境（家族構成や兄弟姉妹の有無、両親の就労状況、世帯収入など）／学習環境／社会的環境（学校や地域での関わり）　など
解説 子どもの成長・発達には、人種、性別などの持って生まれた遺伝的な要因のほか、環境的な要因が大きく関わってきます。

(3) 解答例 正常な成長・発達ができなければ、将来にわたって大きな影響（障害など）を及ぼす可能性が大きい時期／器官の構造や機能が成熟するために、極めて重要な時期
解説 身体の発育や機能の発達に極めて重要な時期が臨界期です。臨界期に環境的な要因によって刺激を受けるなどの変化が起き、正常な成長・発達が損なわれると、将来的に重大な障害や成長、発達の遅れを引き起こすことにもなります。

(4) 3
解説 器官別では、脳神経系が最も早く発達し、幼児期には、成人と同じようなレベルにまで発育します。最も遅いのは生殖器系の成長・発達で、思春期頃に顕著にみられます。リンパ系の成長は小児期に著しく、思春期頃には成人以上のレベルとなりますが、その後は徐々に衰退していきます。子どもの発育を「一般型」「リンパ型」「神経型」「生殖器型」という４つのカテゴリに分け、20歳を100とした場合に、年齢ごとにそれぞれのカテゴリがどの程度成熟しているかを曲線によって表わしたものをスキャモンの発育曲線といいます。

■図1-3　スキャモンの発育曲線

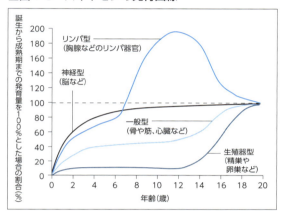

3

(1) ✗
解説 正常に成長・発達している場合にも、それを伝えることで親も安心します。

(2) ○
解説 成長・発達には個人差があります。例えば、「一般的には言葉を話す時期なのに、うちの子はまだ話せない」などと非常に心配する親もいます。評価法などによる判定についても過剰な反応をせず、経過を見守り、支援していくことも重要です。

(3) ✗
解説 小児期は身体だけでなく、心理的、精神的な発達も非常に顕著です。

(4) ○
解説 乳幼児身体発育調査は、乳幼児の身体発育の状態を調査し、わが国の乳幼児の身体発育値及

び発育曲線を明らかにして、乳幼児保健指導の改善に役立てるために行われる調査で、厚生労働省により10年ごとに報告されます。

（5）〇

解説 パーセンタイル値が3未満の場合と97を超える場合には精密検査の対象となりますが、それ以外でも成長の停滞がみられる場合には、同じく検査対象となります。

2日目 新生児の身体的特徴

1

（1）28日（または4週）

解説 生後1歳未満の時期を乳児期とよび、そのうち28日までをとくに新生児期とよびます。

（2）4

解説 新生児では、大脳の機能が未熟なため、本能的な行動である原始反射がみられます。首をひねると顔を向けた側の上・下肢が伸展し、反対側の上・下肢が屈曲する緊張性頸反射や、触れたものを握ろうとする把握反射、音や光、身体の傾きなどの刺激を受けた時に身体をビクッとさせ、何かに抱きつくようなしぐさをみせるモロー反射、吸啜反射などは、出生時からみられ、生後数ヶ月後に消失していきます。パラシュート反射は腹臥位にした児の両脇を支えた状態で水平を保ち、急に頭を下げると手を広げて体を支えようとする姿勢反射のひとつで、中脳の機能が発達する生後8

〜9ヶ月頃からみられ、生涯消えることはありません。

（3）3

（4）2

解説 新生児の生理的黄疸は、生後4〜5日頃にピークを迎え、多くの場合7〜10日ごろに消失します。ただし、母乳性の黄疸は1〜2ヶ月続くこともあります。また疾患が原因の場合もあるため、長引く場合や消失したのちに再び現れる場合、黄疸が強すぎる場合など、異常が考えられる場合には精密な検査が必要になります。病的な黄疸には、光線療法や交換輸血などの治療が施されることもあります。

（5）解答例 尿による水分の排泄や不感蒸泄により、細胞外液が多く身体から排泄されるようになるため。

解説 新生児の皮膚は薄く、また細胞外液も多いため水分が失われやすく、さらに胎便の排泄も起こることで体重減少がみられます。出生直後は哺乳量が少なく、排泄量の方が多いため一時的に体重が減少しますが、哺乳量の増加に伴い体重も少しずつ増加していきます。一般的に生後2〜3日頃に体重が減り始め、生後3〜5日頃にピークとなり、そして生後1週間〜10日頃に出生時の体重に戻った後、1日に30g程度ずつ体重が増加していきます。

（6）解答例 生理的に多血（循環する赤血球の量が多い）であるため、分解産物のビリルビンが大量に産生されやすいから。／成人に比べ赤血球の寿命が短く、溶血が進んでビリルビンが多く産生されるから。／肝臓の機能が未熟なため、大量のビリルビンを処理しきれないから。　など

解説 赤血球のヘモグロビンが分解されることで生まれる色素が間接ビリルビン（古くなった赤血

球が壊れてできるビルビリンのこと）で、肝臓で処理され胆汁の主成分となります。その後十二指腸に分泌され、尿や便などに混入し、体外へ排出されます。新生児は、酸素が少ない胎内環境に適応するため、酸素を無駄なく運搬しようと赤血球が多くつくられています。そのため分解産物のビリルビンも多くなります。

2

（1）①胎盤
　　②1
　　③臍静脈
　　④2
　　⑤臍動脈

解説 胎児は胎盤を通じ、母体と酸素や栄養、そして老廃物などのやり取りをします。1本の臍静脈と2本の臍動脈で構成されているのが臍帯、いわゆるへその緒です。

（2）**解答例▶** 胎児の肺動脈と大動脈を直接つなぐ血管で、肺へ向かうために肺動脈を流れる血液を直接大動脈へ流入させる。

解説 肺に多くの血液を送る必要がないため、肺動脈と大動脈をつなぐのが動脈管で、ボタロー管ともよばれます。

（3）**解答例▶** 胎児の右心房と左心房の間に開口する孔で、肺へ向かう血液を右心房から直接左心房へと流入させる。

解説 動脈管と同じように、肺へ多くの血液を送る必要がないために備わっている構造で、右心房から直接左心房に送られた血液は大動脈へと流入します。動脈管も卵円孔も、出生直後に閉鎖します。胎児の特徴と合わせ、胎児循環についてもしっかりと学習しておきましょう。

（4）第一呼吸

解説 出生時に新生児があげる泣き声（産声：うぶごえ）がきっかけとなり、肺での呼吸が始まり

ます。

3

（1）○

解説 肺胞面積が小さく、ガス交換の効率が悪いため、呼吸数が多くなります。

（2）✕

解説 おもに肋間筋のはたらきにより胸郭の容積を変化させることで行われるのが胸式呼吸です。新生児ではその筋力がまだ弱いため、胸式呼吸ではなく横隔膜の上下運動による腹式呼吸が行われます。

（3）○

解説 新生児はおもに鼻呼吸を行います。そのため、鼻腔の分泌物に注意が必要です。

（4）✕

解説 新生児を含め、小児期は新陳代謝が盛んなため、成人に比べ体温が高いです。新生児期では、脂肪を燃焼させるはたらきをもつ褐色脂肪細胞により、熱産生を行います。褐色脂肪細胞は新生児期に多く、成長とともに減っていきます。

（5）✕

解説 肝臓での造血は胎児期のみで、在胎8カ月頃までにその役割は終えます。

（6）○

解説 一方で、カリウムの排泄率は低いという特徴があります。

（7）✕

解説 新生児の糸球体ろ過率は、成人の30％程度です。

（8）○

解説 味蕾の数は小児期のほうが成人に比べて多

解答と解説 ● 7

いです。これは、口に入る有毒な物質などに敏感であるためと考えられています。

（9）✕
解説　胃の容量は、出生時には30〜60mlほどしかありません。また成人に比べて新生児の胃の形状は縦型で、さらに噴門括約筋の力も弱いため、乳汁が逆流しやすくなります。

（10）○
解説　腸内細菌は、乳汁などから徐々に獲得していきます。

MY NOTE

3日目 乳児期の成長・発達と課題

1

（1）①ウ（2倍）
　　　②オ（3倍）
　　　③イ（1.5倍）
解説　乳児期は身体的に著しく発育します。個人差はありますが、月齢・年齢と体重・身長の増加の目安を覚えておきましょう。

（2）解答例　左右の頭頂骨と前頭骨でつくられるひし形のすき間のこと。
解説　小泉門は、頭頂骨と後頭骨でつくられるすき間です。

■図3-1　大泉門と小泉門

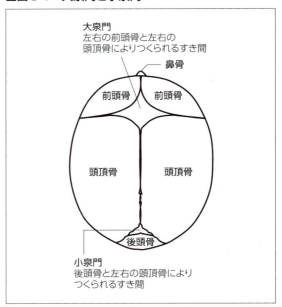

（3）解答例 脱水／栄養障害　など

解説 大泉門の陥没・陥凹（かんおう）は、特に脱水の徴候としてみられます。

（4）解答例 髄膜炎／水頭症／脳腫瘍／脳炎　など

解説 大泉門の膨隆（ぼうりゅう）は、脳圧が亢進していることを示す所見で、発熱や嘔吐がみられる場合もあります。大泉門の観察では、閉鎖が早すぎる、あるいは遅すぎる、膨隆している、あるいは陥没しているという点に注意し、それぞれ考えられる疾患について覚えておきましょう。通常、大泉門は1歳半頃に閉鎖しますが、閉鎖が早すぎる場合には、頭蓋骨の早期癒合などにより脳が十分に発育できていないことを示し、小頭症や狭頭症を疑います。これらは先天性の染色体異常やウイルス感染などが原因とされます。

2

（1）✕

解説 体重は生後間もないほど1日の増加量が多いという特徴があります。

■図3-2　乳児期の体重増加量

月齢	体重の増加量／日	特徴
1〜3ヶ月	25〜35g	月齢が小さいほど、1日当たりの体重増加量は多いのが特徴です。
3〜6ヶ月	20〜25g	
6〜9ヶ月	10〜20g	
9〜12ヶ月	7〜10g	

（2）○

解説 在胎2ヶ月ごろでは身長と頭の割合は2：1程度ですが、出生時には4：1ほどになります。

（3）✕

解説 身長は、乳児期の前半にとくに大きく伸びます。

（4）○

解説 乳児の脳の成長速度はとても早く、骨の発

達が追いつかないため、一時的に増大し、その後徐々に縮小して閉鎖します。

（5）○

解説 2歳ごろになると胸囲のほうが大きくなってきます。

（6）✕

解説 成人では体液量が体重の50〜60%ほどですが、新生児では80%近く、乳児では70%近くあります。体重に対する体液量の割合は成長につれて少なくなっていきます。高齢者になると水分量が減少し、皮膚が乾燥しやすくなります。

（7）○

解説 乳児の細胞外液の割合は体重の約30%で、成人と比較して高い（幼児から成人では約20%）のが特徴です。また新生児では細胞内液よりも細胞外液の割合の方が高いです。そのため細胞外液（水分）が喪失されることで、容易に脱水を引き起こすことになります。

（8）○

解説 乳歯は多くの場合、生後6〜8ヶ月頃に下の前歯から生え始めます。3歳ごろまでに上下の20本が生えそろい、6歳ごろから抜け始め、永久歯に生え変わります。ただし個人差があります。

3

（1）✕

解説 寝返りをうてるようになるのは、多くの場合で5〜6ヶ月頃からです。

（2）○

解説 はいはいは、生後9ヶ月頃には約90%の乳児でできるようになります。

解答と解説 ● 9

（3）◯

解説 つかまり立ちができるようになるのは8〜10ヶ月頃です。

（4）◯

解説 生後4ヶ月頃では、90%以上の児で首がすわります。

（5）◯

解説 自らの感情を表していると考えられる喃語（なんご）は、生後2〜3ヶ月頃から始まり、少しずつ盛んになっていきます。

（6）✕

解説 支えがなくてお座りできるようになるのは、8ヶ月過ぎ頃です。生後6〜7ヶ月頃では3割程度です。

（7）◯

解説 徐々に指先の機能が発達し、7〜8ヶ月頃には指で物をつかむことができるようになります。

（8）◯

解説 手掌から指先（末梢）へと少しずつ機能が発達していきます。

（9）✕

解説 両親などが話しかける言葉を聞き、真似をして声を出すようになり、徐々に言語機能が発達していきます。1歳頃には意味のある単語（初語）が聞かれるようになります。

（10）✕

解説 生後1ヶ月頃では、物をじっと見つめる注視がみられます。追視は生後2〜3ヶ月頃からみられるようになります。

4

（1）①ライフサイクル　②8　③基本的不信　④希望

解説 エリクソンやハヴィガーストらは、人生を段階ごとに分け、成長のためにそれぞれで乗り越えるべき課題を示しました。エリクソンは、アイデンティティ（自己同一性）という概念を生み出したことでも知られます。

（2）解答例 愛着ともいわれ、特定の人物との接近や接触を強く求めること。親密で情緒的な絆や、強い心理的な結びつき。

解説 アタッチメント（愛着）という言葉を示したボウルヴィは、イギリスの児童精神医学者です。乳幼児期は、母親などから無条件に受け入れられ、愛されることでアタッチメントを形成していきます。

（3）2

解説 ハヴィガーストはアメリカの教育学者で、人生の段階を6つに分け、それぞれにおいて学習すべき課題を示しました。スイス人心理学者のピアジェは、子どもが成長する過程で遂げる認知発達を段階的に説明する「認知発達論」を提唱した人物です。フリードマンは、家族の絆やつながりについての定義づけを行った家族看護学者です。

MY NOTE

4日目 幼児期の成長・発達と課題

1

（1）①ウ（2倍）
　　②ウ（2歳半頃）
　　③カ（4歳頃）
　　④ア（1歳半頃）

（2）4
解説 脳の形態的な発育は早く、5〜6歳頃で、成人の脳重量のおよそ90％にもなります。

（3）**解答例** 水頭症／骨の発育不良（くる病）／硬膜下血腫／甲状腺機能低下症／巨頭症／など
解説 大泉門の膨隆でもみられる水頭症は、大泉門の閉鎖遅延も引き起こします。水頭症は、頭蓋内で過剰になった脳脊髄液により、頭蓋内圧が上昇し、脳を圧迫することで頭痛・吐き気・食欲不振・体重減少・全身倦怠感・眼球運動障害・眼球の落陽現象（眼球が下転し、黒目が下のまぶたに隠れてしまう状態）などが現れる疾患です。そのほか、くる病（骨軟化症）や骨の発育にも関わる甲状腺ホルモンの分泌不足などによっても起こります。反対に閉鎖が早すぎる場合には小頭症を疑います。

（4）1
解説 幼児期では、脈拍数は90〜110回／分が基準値となります。

（5）4
解説 幼児期には心臓が成長し、とくに未熟だった左心室の大きさが増大し、拍出力、収縮期血圧ともに強くなることで心拍数は減少していきます。乳歯が生えそろうのは2〜3歳頃が一般的です。1歳頃の児が生成するIgMは成人と同程度です。

■図4-1　血清免疫グロブリン濃度の年齢変動

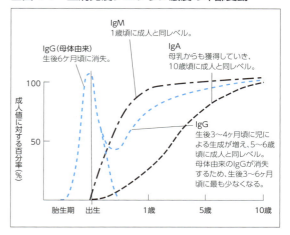

3

（1）○
解説 目の感覚と手先の微細運動が統合されるようになるのは1歳頃です。

（2）✕
解説 1歳半頃になれば、90％以上の児が手を引かなくても歩くことができます。

（3）✕
解説 90％以上の児がコップを持って飲むことができるようになるのは、生後15〜18ヶ月頃です。

（4）○
解説 2歳を過ぎた頃からは、「これなに？」「なんで？」など、簡単な言葉で質問するようになります。

（5）✕
解説 2語文は、1歳半〜2歳頃に話すようになり、2歳を過ぎた頃には90％以上の児で話します。

（6）✕
解説 3歳児では丸を描き写すことはできますが、四角形になると4歳頃、三角形はその後とされます。

（7）✕
解説 90％以上の児で前後上下の空間認識ができるようになるのは、一般的には4歳以降とされます。

（8）◯
解説 片足でとんだり、片足を上げてパジャマを着替えたりできるようになります。

（9）◯
解説 3歳半を過ぎる頃には、90％以上の児が一人で服を着ることができます。

（10）✕
解説 スキップができるようになるのは5歳頃とされます。

4
（1）①自律　②意志　③罪悪　④目的

（2）**解答例** まずは習癖を引き起こす要因を見つけ出し、それを取り除く方法を考える。
解説 幼児期は、何らかのストレスを受けた時に、それをうまく回避したり、感情を的確に伝えることがまだ難しい時期です。ストレスを感じるような状況や環境に適応できない場合には、指しゃぶりや爪かみ、チックといった不適応行動として現れることがあります。それらを無理に止めさせようとすると余計にひどくなったり、別のストレスを生むことにもなります。まずはストレスの原因を見つけ出して解決したり、別のことに関心を向けさせるなどの対応が大事です。

（3）4
解説 幼児期ではまだ、他者の視点から物事を考えるのは難しく、自己中心性が認められます。学童期に入るころから少しずつ論理的な思考が可能になり、相手の気持ちなどを理解できるようになります。

5日目 学童期の成長・発達と課題

1
（1）①第二次性徴
　　②身長（cm）^{3}
　　③20
　　④30
　　⑤50

解説 第二次性徴が現れると生殖腺が発達し、性ホルモンの分泌が増えることで男女それぞれの身体に著しい変化が生じます。学童期の後半になると、乳児期のように再び著しい身体の発育がみられるようになります。この時期は、成長に伴ってよく食べるようになるため、食べ過ぎや運動不足による肥満にも注意します。また反対に体重増加を気にして食事を控える（とくに女児）ことによる「やせ」にも注意が必要です。

（2）4

解説 学童期の体格・発育状態を評価するのがローレル指数で、身体充実指数ともよばれます。目安としては、130程度が標準的な体格とされ、その前後15（115〜145）程度であれば標準の範囲内とされます。100以下はやせ、160以上は肥満とされています。

■図5-1　ローレル指数

ローレル指数	判定
100以下	やせ
101〜115未満	やせぎみ
115〜145未満	標準
145〜160未満	太りぎみ
160以上	肥満

（3）**解答例** 〔（実測体重（kg）－標準体重（kg））÷標準体重（kg）〕×100

解説 肥満度（％）は、幼児期から学童期まで幅広く指標とされています。

2

（1）○

解説 第二次性徴に伴う身体の変化や発育は、女子のほうが早く現れる傾向があります。特に高学年では女子が身長の平均値で男子を上回ります。中学生以降になると男子が上回るようになります。

（2）✕

解説 身長と同じように、小学校高学年の平均値では体重も女子が上回ります。

（3）✕

解説 一般的に3kg程度で出生し、9歳頃には約10倍の30kg程度（平均値）になります。10歳頃では35kg前後にまで成長します。

（4）○

解説 骨化とは、骨が成長し、より硬く、成人の骨になっていく変化をいいます。この時期に悪い姿勢を取り続けていると正常な骨格の形成が妨げられ、脊柱側彎症などになることがあります。

（5）✕

解説 骨の成熟状態を年齢で表したものが骨年齢で、手根骨や足根骨の形成状態で評価します。骨年齢は、手根骨などのX線画像を撮って、骨の数と形（骨化の状態）を調べます。標準的な骨年齢と比較・評価することで実際の年齢に対して成長が進んでいるか、遅れているかなどの判断ができます。

（6）○

解説 乳歯の生え変わりは6歳頃に起こります。

（7）✕

解説 永久歯は28本で、さらに上下左右の第3大臼歯を入れると32本になります。第3大臼歯（智歯や親知らずともよばれます）は一般的に20歳前後に生えますが、まっすぐ萌出せず歯茎に埋没したままの状態が多くみられます。

（8）○

解説 学童期には、投てき力（物を遠くに投げる能力）やジャンプ力、走力なども急速に発達します。

（9）○

解説 パソコンやテレビゲーム、そしてスマートフォンなどの急速な普及や使用の低年齢化により、学童期の視力低下は以前に比べて増加・低年齢化傾向にあります。

（10）○

解説 1日当たり、乳児期には体重1kgに対して120〜150ml、幼児期には80〜100mlの水分が必要とされます。

3

(1) ①家族または家庭　②勤勉性　③劣等感
　　④適格

解説 学童期、とくにその後半は、できることも増え、行動範囲や交友関係も広がることで親や家庭と少し距離を置き、背伸びをしたくなる時期です。また他者と自分を比較したり、他者から認められたい、といった感情を抱くようになるという特徴もあります。幼稚さを持ちつつも反抗的な態度を見せる時期といえます。まだ社会的にも精神的にも成熟できていない時期に、干渉しすぎず、また放置しすぎず、適度な距離感でどのように大人が関わっていくかが重要といえます。

(2) **解答例** 親や教師などの大人から脱却し、近所の仲間など、子ども同士の閉鎖的な集団を作り、行動するようになる時期で、学童期の後半にみられる特徴である。

解説 家族よりも仲間との行動を優先するという特徴があります。親などとは異なる仲間意識をもった集団で、閉鎖的ではありますが、仲間同士でルールをつくり、上下関係を学ぶ場でもあります。しかし近年は少子化や習い事をする子の増加で、このような集団をつくる機会が減ってきています。

(3) ①✕
　　②✕
　　③〇
　　④✕
　　⑤〇

解説 感情のコントロールは、学童期の前半では特に難しいです。学童期の前半はまだ幼児的な特徴が残っており、親などにほめられたい、見てもらいたい、といった欲求が強く認められます。親などの大人よりも、仲間から認められたいという欲求は学童期の後半から顕著に現れます。抽象的な思考ができるのは学童期の後半で、前半では具体的な例を示すことで理解につながります。学童期前半の交友関係については、特定の友人と遊ぶというよりは、クラス替えなどにより友人が変化して幅広く付き合うのが特徴です。

(4) ①〇
　　②✕
　　③✕
　　④✕
　　⑤〇

解説 学童期の後半になると、家庭や親よりも友人や仲間との関係を強め、一緒に行動し、その中でルールを作ってそれを大事にし、順守するようになります。そのため、個人差はあるものの、親に自分の行動を見られたりすることに嫌悪感を示すこともありますが、親からの自立が進むのは思春期の特徴です。心理的離乳や異性との親密な関係性を求めるのは思春期の特徴です。学童期の前半では意識があまりなかった性差について強く意識するようになり、男女別のグループを作るのが学童期後半の特徴です。

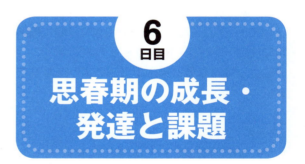

6日目
思春期の成長・発達と課題

1

(1) ①女子
　　②卵胞
　　③体重
　　④骨端
　　⑤長管（長骨または管状骨ともいいます）

解説 長い棒状の長管骨の先端部分を骨端といい

ます。子どもの骨端と中央の骨幹の境界部分には
つぎめがあり、これが骨端線（成長軟骨板）です。
成長ホルモンのはたらきによりこの部分の軟骨組
織が増えることで長管骨が伸び、身長が伸びます。
骨端線の閉鎖が早ければ身長は低く、遅ければ高
くなります。卵胞ホルモン（エストロゲン）は卵
胞から分泌されるホルモンで、思春期の第二次性
徴の発現をもたらし、初経の発来と同時に、骨端
線の閉鎖を引き起こして成長を止めるはたらきを
もちます。

（2）**解答例** 学童期の後半になり、性ホルモンの
分泌が急激に増加することにより、生殖器
や身体の各部分に現れる男女の特徴のこ
と。

解説 第一次性徴は、早期からわかる男女の生殖
器にみられる特徴のことをいいます。つまり、生
殖器による性別の差異のことで、性別を決定する
基本要素です。一方の第二次性徴は生殖器の成熟
に加え、身体の構造的および機能的に現れる性差
です。学童期の後半になると、下垂体前葉から卵
胞刺激ホルモンと黄体形成ホルモンが分泌され、
性腺を刺激します。これにより精巣（女子では卵
巣）と副腎から性ホルモンが分泌され、第二次性
徴として生殖器の成熟や男女の性差が顕著に現れ
てきます。この第二次性徴の発現を思春期の始ま
りとします。

（3）**解答例** 著しい声変わり／ひげが生える／筋
肉がつく／精巣の発育／精通　など

解説 男子では、精巣や副腎からのアンドロゲン
（男性ホルモン）の分泌が急激に増加することに
より第二次性徴が発現します。おもな男性ホルモ
ンであるテストステロンは精巣の精細管に存在す
るライディッヒ細胞により分泌され、精子の成熟
や声変わり、筋肉の発達などの作用を示します。

（4）**解答例** 初潮／乳房の発育／皮下脂肪の増大
（体つきが丸くなる）　など

解説 男女ともに、身長や体重の発育が進み、腋
窩や陰部の発毛などがみられます。

（5）**解答例** 太りたくないという理由から食事を
制限する。／思春期特有のストレスなどに
よって食欲不振となる。／部活動などの理
由による過度の体重制限。／嘔吐などの経
験から食事が入らない。　　など

解説 近年では、前思春期や思春期前期に摂食障
害を発症するケースが多くみられ、とくに女子で
顕著です。思春期に入り、脂肪がついて体重が増
えていくことを気にして過剰な食事制限をしてし
まうほか、部活動などによる体重制限、ストレス
による食欲不振が原因となることもあります。ま
た給食での完食の強要や胃腸炎に伴う嘔吐などの
嫌な経験が原因となり、食欲不振となるケースも
報告されています。

（6）**解答例** 過剰な食事や偏った食事、あるいは
運動不足など、肥満の原因となるような生
活習慣が身についてしまいやすいため。
など

解説 思春期は、身長の伸びにより体重も増えま
す。また男子では筋肉がついたり、女子では皮下
脂肪がつくことで自然に体重は増えます。肥満に
は注意が必要ですが、成人肥満のようにすぐに食
事を制限することなどは避け、正しい食習慣や運
動習慣を身につけることが重要です。肥満になる
と運動不足になりやすく、また過剰に食べてしま
う傾向があり、成人の肥満につながる原因となり
ます。

2

（1）第2反抗

解説 幼児期には、成長に伴い独立の欲求が強く
なり、「自分でやりたい」という気持ちが強くな
ります。しかし成長が伴わず、失敗することや親
などから行動を抑制されることもあり、それが反
抗的な態度となって第1反抗期として現れます。

一方、思春期では「親や養育者から自立したい」という欲求や、家族よりも仲間を重視する気持ちの変化などから反抗的な態度が目立つようになります。適度に距離を置いたうえで、干渉しすぎず見守りながら接することにより、親からの自立を促す大事な時期と捉えましょう。

（2）**解答例** 両価性、両価感情的という意味で、ある対象に対して相反する感情が同居する状態のこと。

解説 一見すると矛盾するようですが、思春期では自立心や反発心という感情と、甘えや依存という感情の同居がみられます。

（3）**解答例** 親への依存的な関係を卒業し、対等な関係へと変化すること。

解説 心理的離乳のためには、親以外の友人や異性などと関係を深めていくことが重要になります。

（4）**解答例** 自己同一性のことで、いわゆる自分らしさのこと。

解説 環境や状況、時間の変化などに関わらず存在する自分らしさのことで、自己肯定感にもつながります。

3

（1）○
解説 思春期にしっかりと栄養を摂り、運動をして骨を成長させることは、将来的な骨粗しょう症の予防に役立ちます。

（2）✕
解説 男性ホルモン（アンドロゲン）の分泌は増加します。

（3）✕
解説 女児では、一般的に乳房発育→恥毛→初経の順に発現します。

（4）○
解説 一般的に女子で10歳頃、男子で12歳頃に発現する第二次性徴が、2～3年ほど早く始まることを思春期早発症＝性的早熟といいます。小児内分泌学会の定義によれば、性的早熟では、7歳6ヶ月未満での乳房の発育、8歳未満での恥毛の発生、10歳6ヶ月未満での月経発来などの症状を認めます。

（5）○
解説 男子の身長が伸びるピークは14歳頃ですが、精巣の発育は10歳頃からみられます。

（6）○
解説 女子の身長が伸びるのは10～12歳頃ですが、乳房の発育は8歳頃から始まり、18歳頃まで続くことが多いです。

（7）○
解説 一般的に男子の方が女子よりも接触欲や性的欲求が強くなる傾向があります。

（8）✕
解説 分離不安は、乳児期の特徴です。

（9）✕
解説 思春期は、特定の友人や親友とよべる友達など、1対1の親密な人間関係を求めるようになります。

（10）✕
解説 思春期は、異性に対して興味が強くなる時期です。

16 ● 基礎看護技術まとめドリル2

7日目

新生児期・乳児期の栄養

1

（1）**解答例** 乳首などで新生児の口唇や頬を刺激すると、その方向に顔を動かし、口を開ける反射のこと。

解説 哺乳反射とは、乳首を見つけて口を開け、乳首をくわえ、乳汁を吸い、嚥下する、という、本能的に栄養を摂取するための一連の原始反射をいいます。探索反射はルーティング反射ともよばれ、まだ視覚が未熟な新生児でも乳首を探し、吸うための反射です。探し出した乳首を自然に口に含む反射は捕捉反射といいます。

（2）**解答例** 新生児が乳首などを口に含んだとき、本能的にそれを吸う反射のこと。

解説 口に含んだ乳首を勢いよく吸い、乳汁を吸い出すことができるのは吸啜反射が備わっているからです。吸い出した乳汁は嚥下反射により咽頭から食道へ自動的に送り込まれます。

（3）1

解説 オキシトシンは、下垂体後葉ホルモンのひとつで、乳腺周囲の平滑筋を収縮させて乳汁の放出を促すほか、子宮平滑筋を収縮させて分娩を助けたり、分娩後には子宮を収縮させて妊娠前の状態に戻す（子宮復古）はたらきももちます。オキシトシンは乳児の吸啜刺激によって分泌が促進されるため、母乳による授乳は子宮復古にも役立ちます。乳汁の分泌を促進する作用をもつプロラクチンも、同じように吸啜刺激により分泌が亢進さ

れます。

（4）4

解説 乳児期の前半は、母乳や粉ミルクから栄養を摂取するため、それらに含まれる栄養素やエネルギーの量が摂取量となります。そのため、十分かつ適度に授乳することが重要です。生後0〜5ヶ月の乳児では、1日当たりに必要なエネルギーは男児で550kcal、女児で500kcalとされます。

（5）1

解説 乳児期の成長は著しく、また運動量の増加に伴って消費エネルギーも増えるため、栄養・エネルギーの摂取にはとくに注意が必要です。

（6）①たんぱく質　②脂肪　③カルシウム　④鉄

解説 乳児期には身体の発育が著しく、カルシウムなども不足しやすいため、注意が必要です。

2

（1）①混合
②初乳
③成熟乳
④ビタミンK
⑤1

解説 母乳の栄養は大変優れており、乳児にとっては理想的な栄養源といえます。

（2）1

解説 感染から身体を防御する免疫機構で大事な役割を果たすのが抗体（免疫グロブリン）です。5種類が確認されている抗体の1つがIgAです。生後3ヶ月を過ぎる頃からは、母乳に頼らずとも、乳児が自ら抗体を産生するようになります。

（3）2

解説 初乳にはラクトフェリンや分泌型IgA、ビ

解答と解説 ● 17

フィズス菌の増殖因子、リンパ球など、乳児を感染症から守るための防御因子が多く含まれています。一方成熟乳は、豊富なエネルギーや脂質、乳糖など、活動のための栄養が多く含まれています。

（4）母子の愛着形成を促進する。／消化吸収に優れている。／アレルギー反応が起こりにくい。／産後の母体回復を促進する。／手間も費用も比較的かからず経済的である。など

解説 従来、授乳や離乳に関する国の指針として示されていた「授乳・離乳の支援ガイド」においては、「母乳は乳幼児期のアレルギー疾患予防に一定の効果がある」と示されていましたが、最新の知見をもとに、予防効果は認められないと明記されることになりました。また、母乳のみと混合栄養（母乳と粉ミルクの併用）の場合でも肥満リスクに差がないことや、粉ミルクによる育児を選択する親の決定を尊重し、支援することも合わせて明記されることとなりました。母乳育児を推進しつつも、母乳への過度な期待や、混合栄養、人工栄養への誤解などで親たちが悩まないような、そして安心できるような支援が必要となります。また母乳の利点とともに、母乳性黄疸や母乳感染、ビタミンK欠乏などの問題点も覚えておきましょう。母乳性黄疸は母乳に含まれるプレグナンジオールという女性ホルモンや、リパーゼという酵素が肝臓の機能を抑えるために起こります。乳児は黄疸の原因となるビリルビンを代謝する肝臓の機能がもともと未熟であり、それがさらに抑制されるために黄疸が長引くこと（1～2ヶ月ほど）があります。まれに重大な別の疾患が原因となる場合もありますが、通常は母乳性黄疸が起きても母乳栄養を中止する必要はありません。

（5） 解答例 血液の凝固に関わるビタミンKが不足することにより、出血を引き起こしやすくなる（ビタミンK欠乏性出血）。

解説 生まれたばかりの新生児の腸内には、ビタ

ミンKを産生する腸内細菌などがまだ存在しないため、ビタミンKが不足しがちになります。また母乳にはビタミンKを合成することができないビフィズス菌が多く、ビタミンKを産生する腸内細菌が少ないという特徴があります。そのため母乳栄養児では、とくにビタミンKが不足しやすくなります。それを補うために、出生時と生後1週間（退院時）、そして1ヶ月健診時の計3回、ビタミンK2シロップを服用します。

3

（1）○

解説 母乳を通して母親からのウイルスが感染（母乳感染）することもあります。またタバコやアルコール、薬物などに含まれる有害な物質も母乳を通して乳児に伝わるため、注意が必要です。

（2）✕

解説 乳児に必要な水分量は、体重1kgに対して120～150ml／日ほどです。

（3）✕

解説 母乳に含まれる女性ホルモン（プレグナンジオール）やリパーゼが乳児の肝臓の機能を低下させるように作用します。そのためにビリルビンの分解が抑制され、黄疸が長引くのが母乳性黄疸です。1～2ヶ月ほど黄疸が続くことがありますが、自然に消失するため、とくに大きな異常が認められなければ母乳を中止する必要はありません。むしろ母乳栄養を中止する弊害の方が大きいとされます。ただし黄疸が起こったときには、児の活気や便の色などに異常がないことも確認します。

（4）✕

解説 母乳栄養児の便は、人工栄養児に比べて軟便です。

（5）○

解説 人工栄養児の便は淡黄色ですが、母乳栄養児の便は黄金色で人工栄養児に比べて濃く、また臭気も甘酸っぱい（芳香性酸臭）のが特徴です。

8日目

離乳の進め方

1

（1）解答例 ［母乳または育児用ミルクなどの乳汁栄養から幼児食に］移行する過程

解説 母乳または粉ミルクによる栄養摂取から、幼児食に切り替えていく過程を離乳といいます。成長に従い、乳汁だけでは栄養が不足するため、徐々に固形食に移行していきます。

（2）解答例 ［なめらかにすりつぶした］状態の食物

解説 果汁などの液状のものではなく、おかゆなどのどろどろ状のものを与えたときが離乳の開始となります。

（3）解答例 身体に必要な大部分の栄養を母乳または、人工乳以外の食物から摂取できるようになった状態。

解説 離乳の完了とは、栄養の多くを母乳や粉ミルク以外の食物を咀嚼・嚥下して摂取するようになった段階をいいます。その時点で授乳が終了しているかどうかは問いません。一般的に離乳の完了は生後12〜18ヶ月ごろとされます。

（4）3

解説 地域や国、または個人によっても差はあり、また養育者の考え・姿勢にもよりますが、わが国では、離乳が推奨されるのは生後5〜6ヶ月とされています。

（5）（エ：1）（オ：2）

解説 離乳を開始してからおよそ1ヶ月は1日1回の離乳食を与えます。その後、1日2回、さらに生後7〜8ヶ月頃からは1日3回程度与え、食事のリズムをつくっていきます。この時期では、離乳食のほかに母乳や粉ミルクをほしがるようであれば、ほしがるだけ与えます。

（6）解答例 離乳食を与える際にスプーン等を口の中に入れても反射的に舌で押し返すことが少なくなるから。

解説 吸啜反射などの哺乳反射は生まれつき備わっている反射で、乳汁を摂取するために必要な機能です。この哺乳反射が減弱・消失していく頃になると、スプーンなどが口に入ることを受け入れられるようになり、離乳を進めることができます。

（7）解答例 首のすわりがしっかりする。／よだれの量が多くなる。／支えればお座りができる。／食事（食べ物）に興味を示す。／食物を見て口を開ける。　　　など

解説 首のすわりやお座り、よだれの量などは、食べ物を嚥下するためのポイントです。また両親やきょうだいなどが食べているものに興味を示すようになることも離乳開始の目安となります。

2

（1）解答例 離乳食によってアレルギー反応などの異常が起きた場合でも、医療機関を受診しやすいため。

解説 はじめての食事においては、食物アレルギーに注意する必要があります。食べてみてわか

ることもあるため、初期の離乳食は、もしものときに備えて医療機関が開いている午前中や日中に与えるのがよいとされています。

（2）解答例 甘味のある果汁を必要以上に摂取することで、乳汁の摂取が減ってしまうこともあるため。／消化機能が未熟なため、下痢などの原因となりやすい。／生後5〜6ヶ月未満の児にとって栄養学的な利益はない。　など

解説 離乳開始前に果汁を摂取してしまうと、たんぱく質や脂質、ビタミン、鉄、カルシウム等のミネラル類など、成長に必要な栄養素の摂取量が低下する恐れがあり、場合によっては低栄養や成長障害を引き起こすことも考えられます。そのため、離乳開始前に果汁を与える必要はないとされています。

（3）解答例 たんぱく質よりも炭水化物の方が消化しやすいため、初期の離乳食では炭水化物の割合を多くする。

解説 たんぱく質は身体をつくる上で欠かせない栄養素ですが、炭水化物（糖質）に比べ、消化に時間がかかります。乳児は消化機能が未熟なため、まずは炭水化物の割合を多くし、離乳食に慣れてきたころからたんぱく質を増やしていくとよいでしょう。また炭水化物である米は、アレルギーが起こる心配の少ない食品です。

（4）解答例 離乳食の味に影響を与えることもあり、場合によっては離乳食を嫌い、受け付けなくなる可能性もあるから。

解説 小児期は味蕾（みらい）という、舌にある味覚を感じる小器官が成人よりも多く、味に敏感です。

3

（1）✕

解説 スプーンなどに慣れさせるのは、哺乳反射が減弱し、離乳を開始した後で大丈夫です。

（2）✕

解説 離乳の開始時は、母乳や粉ミルクはほしがるだけ与えて構いません。

（3）✕

解説 離乳食を嫌がることは珍しくありません。嫌がる場合には無理に続けようとせず、中断、中止して母乳や粉ミルクを与えても問題ありません。食材を変える、場所を変える、などの対処が有効な場合もあります。離乳食には、栄養の摂取以外にも食事を楽しむ、という目的もあります。

（4）✕

解説 乳児はボツリヌス菌に対する耐性がなく、体内に入ると腸内で増えてボツリヌス症を発症する危険があるため、ボツリヌス菌を含むはちみつは、1歳になるまでは与えてはいけません。そのため離乳開始時の栄養としてはふさわしくありません。

（5）✕

解説 離乳期幼児期用粉乳（フォローアップミルク）は乳汁や離乳食の代わりになるものではなく、離乳期から幼児期の食事で不足している栄養を補うためのものです。使用する場合は、離乳食が3回安定して食べられるようになる9ヶ月頃からがよいでしょう。

（6）✕

解説 乳汁から少しずつ固形物の食事に切り替えていく過程が離乳です。開始時は液状ではなくドロドロになった状態のものが適します。

（7）◯

解説 離乳を開始した生後5〜6ヶ月頃はなめらかにすりつぶした状態（ヨーグルト程度）のものが適し、7〜8ヶ月頃は舌でつぶせるくらい（豆腐程度）のものが適します。後半の9〜11ヶ月頃では歯茎でつぶせるくらい（バナナ程度）のも

の、そして離乳の完了が近づく12〜18ヶ月頃では歯茎で噛めるほど（すり身の団子程度）が適します。

（8）○
解説　離乳の完了は、母乳や人工栄養が完全に終わっているかは問いません。

（9）×
解説　上手に食べることができなかったり、食べ物で遊んでしまうなどの行為がみられることもありますが、離乳期はまず自分で食べる楽しさなどを覚えることも重要といえます。

（10）×
解説　12〜18ヶ月頃に終えるのが目安とされます。ただし個人差もあります。

9日目 幼児期・学童期・思春期の栄養と食事

1

（1）たんぱく質
解説　三大栄養素のひとつであるたんぱく質は、筋肉や皮膚、臓器など、身体を形成する主要な栄養素であるとともに、ホルモンや酵素、免疫物質、血液成分などの材料となる重要な物質です。

（2）2
解説　脂肪は1gあたり9kcalと、三大栄養素で最も高いエネルギー値をもちます。効率よくエネルギーを摂取することができるため、乳児期では脂肪エネルギー比率（総エネルギー量における総脂質の割合）が高く、生後0〜5ヶ月で50％、生後6〜11ヶ月で40％です。乳児期以降は20〜30％とされます。

（3）解答例　乳児期に比べると身体の成長率が低くなるから。
解説　乳児期は一生のうちで最も著しく成長する時期で、成長のために多くのエネルギーを消費します。年齢（月齢）が低いほど基礎代謝は大きく、体重あたりの必要エネルギー量は多くなります。

（4）解答例　食事の楽しさを知る。／食事の適切な方法（マナー）を育む。／食習慣としての食事のリズムを獲得する。／食事を通じ人とのコミュニケーションをはかる。／食事を通して幸福感を得る。　など
解説　食事は単なる栄養摂取ではなく、楽しさや幸福感を得る行為でもあります。例えば入院中の児では、食事が寂しく、つまらないものにならないよう、工夫しながら援助することが重要です。また食習慣や食事のリズム、マナーなどの基礎ができる時期でもあります。そのことにも注意しましょう。

（5）解答例　運動が不足している。／食事の間隔がせまく、空腹でない。／間食が多い。／味や盛り付けなどに工夫がなく食事に飽きている。　など
解説　小食、すなわち食べる量が少ない理由はさまざま考えられます。間食は栄養を補うために重要ですが、糖分・塩分の摂り過ぎや、食べ過ぎにもつながります。また適度な運動をさせ、おなかをすかせて食事を摂るようにするとよいでしょう。

（6）解答例　食事の開始から30分程度を目安として食事を切り上げる。

解答と解説　●　21

解説 遊んでだらだらと食べる行動は、多くの乳児でみられます。これは、食べ物に興味を持ち始めた証拠ともいえます。この時期は食事と遊びの区別もつきにくいため、すぐに止めさせたり、叱ることは避けたほうがよいでしょう。遊びながらでも食べているようであればなるべく見守り、30分程度を目安に切り上げ、食事の習慣を身につけていきます。

2

（1）カルシウム

解説 思春期にしっかりとカルシウムを摂取しないと、将来的に骨粗しょう症のリスクを高めることになります。

（2）**解答例** 第二次性徴の発現に伴い、初経が起こり、月経が始まるため。

解説 鉄は、赤血球中のヘモグロビンを構成する重要な栄養素です。女性の場合、初経以降は月経のたびに鉄が失われていくため、とくに摂取量に注意する必要があります。

（3）3

解説 外食や欧米風の食事は、塩分や脂肪、エネルギーの摂り過ぎに陥（おちい）りやすく、生活習慣病を引き起こす要因にもなりえますが、食育基本法の基本的施策ではありません。2005年施行の食育基本法の7つの基本的施策とは、①家庭での食育推進、②学校・保育所での食育推進、③地域における食生活改善のための取り組み、④食育推進運動の展開、⑤生産者と消費者の交流促進、⑥食文化継承のための活動、⑦食品の安全に対する調査、を指します。

3

（1）✕

解説 成長期において、間食は、3度の食事では不足しがちな栄養や水分の補給に必要といえます。間食については、1日に必要なエネルギー量

の10～15%ほどが目安とされ、1～2歳では100kcal前後、3～5歳では150kcal前後で、それ以降も200kcal未満に抑えるのがよいとされています。

（2）〇

解説 幼児期の初期では、手づかみで食べることは口と手先の協調動作の訓練にもなります。

（3）〇

解説 スプーンは1歳くらいから使い始め、1歳半～2歳を過ぎる頃では90%の児で使うことができます。またコップは9ヶ月頃から使い、15～18ヶ月頃には90%の児が上手に使って飲むことができます。

（4）✕

解説 肥満を予防するためには、食事回数は3回、規則正しく適度な量を、そしてバランスのとれた栄養を摂取することが大事です。食事を制限するのではなく、適度な運動をすることが重要です。

（5）✕

解説 小児も含め、食事直後の入浴は消化に悪いため、食後30分～1時間程度は空けるようにします。

（6）〇

解説 食事はコミュニケーションの場でもあり、また食事を通して幸福感を感じます。なるべく食事を一緒にするようにします。

（7）✕

解説 箸は、4～5歳で上手に使えるようになります。

（8）〇

解説 推定エネルギー必要量は、基礎代謝量×身体活動レベルによって算出されます。第二次性徴

を迎えた頃から青年期にかけては、著しい発育や身体機能の変化のため、そして運動量の増加に伴い、推奨されるたんぱく質やエネルギー量、カルシウムの摂取量は成人と同等かそれ以上とされます。

（9）✕
解説　リンもカルシウムと同様に骨や歯などを形成する栄養素です。学童期や思春期では、全年齢で最も多く摂取する必要があります。

（10）〇
解説　朝食は、日中の活動エネルギーを蓄えるためにも重要です。そのためには夜遅すぎる食事は避け、しっかりと睡眠をとり、早起きを心掛けて朝食をしっかり摂ることが大切です。

10日目 小児の日常生活と看護

1

（1）解答例　気分を爽快にする（満足感）／リラックス効果／新陳代謝を高める／身体を温める／皮膚や全身の状態の観察／スキントラブルの予防／睡眠障害の改善／児とのスキンシップ　など
［解答例］沐浴や入浴は、身体を清潔に保つことに加え、湯の温熱効果による気分爽快や満足感、リラックス効果などを得ることができます。また児の皮膚や全身の状態を観察し、異常がないかを知る機会ともなります。さらには、話しかけたり

しながら援助することで、愛着形成のためのよいコミュニケーションにもなります。入浴の援助においては、成長に伴い、「清潔への普遍的セルフケア」が自立するようにはたらきかけていくことが重要です。

（2）解答例　児の転落（沐浴の場合）、児の転倒（入浴の場合）／溺水／汚染による感染　など
解説　沐浴や入浴時には、熱傷以外にも転落や転倒に特に注意が必要です。また傷がある場合や点滴などを行っている場合には、傷口や刺入部の汚染による感染にも注意が必要です。またカテーテル等を付けている場合には、その抜去にも注意します。

（3）解答例
食前：空腹だと不機嫌になったり、泣いてしまい、時間がかかる。
食後：消化に悪く、嘔吐などを引き起こす原因となる。
解説　沐浴や入浴は、泣き始めたりぐずったりした場合でもすぐに止めることができません。啼泣が続くと体力の消耗や疲労につながるため、なるべくリラックスして機嫌のよいタイミングで行うことが大切です。排泄を自立している場合には、入浴前に済ませておくようにします。また食後は消化機能を低下させるため、食後30分〜1時間程度は入浴をしないようにします。

（4）解答例　衣類やおむつを広げておき、そのまますぐに着られるような状態にしておく。／すぐに身体を拭き、水気を取る。　など
解説　入浴後は身体が冷えないように注意します。速やかに身体を拭いて水気を取り、体温の低下を防ぎます。また重ね着するものは、前もって重ねて置いておくなどして、より短時間で着せることができるように工夫しましょう。室温は25℃前後にして、入浴中はかけ湯を行い、体温の低下を防ぎます。

解答と解説 ● 23

（5） 解答例 湯温を40℃より少し低く設定し、児に湯をかける前に自分の皮膚で温度を確認する。

解説 湯は38〜40℃くらいが適温です。シャワーは急に熱い湯が出たり、冷たい水が出ることもあるので、児にかける前に必ず看護師（実施者）の手で温度を確認しましょう。

（6） 解答例 沐浴時間が短縮できるから。／沐浴中に行うより児の身体も安定し、よく拭けるから。　など

解説 沐浴の時間が長すぎると湯が冷めたり、児の機嫌が悪くなったりします。より短時間でできる方法を考えましょう。また湯の中では安定しないため、服を着せた状態で沐浴前に顔を拭くとよいでしょう。

（7）1

解説 基本的には沐浴は毎日行います。1回の沐浴は10〜15分程度を目安とします。児の足が浴槽やベビーバスの底につくと児は安心し、援助もしやすくなります。また触れている面積が大きいほど安心します。湯の温度は38〜40℃程度が適温です。

2

（1） 解答例 多相性は、1日の睡眠を何回かに分けてとる睡眠リズムをいい、乳幼児や高齢者にみられる。単相性は、睡眠を昼夜1回でとる睡眠リズムで、学童期頃からみられる。

解説 1日のうちに何回も眠ったり起きたりを繰り返すのが多相性睡眠です。生まれたばかりのころは1日のほとんどを眠って過ごしますが、成長に伴い、睡眠が徐々に周期的になり、さらには昼間に覚醒し、夜間に眠るという、睡眠のリズムを獲得するようになります。

（2） 解答例 年齢に応じた十分な睡眠時間を確保

する。／夜更かしせず、早めの就寝を心掛け、夜間の睡眠時間を十分に確保する（早寝早起き）。／決まった時間に就寝し、規則的なリズムをつくる。／就寝前にトイレや歯磨きをする、挨拶をするといった生活習慣を身につける。　など

解説 睡眠は身体を休めたり、身体の成長に関わるホルモン分泌を促すなど、とても重要です。安心して眠ることができるような環境をつくることと、睡眠時間、そしてリズムを獲得できるように援助します。

（3）1

解説 レム睡眠は成長に伴い減っていきます。新生児では、全睡眠に対してレム睡眠が占める割合は約50％にもなります。

3

（1） ✕

解説 フッ素は、歯の修復や虫歯の予防に効果的です。

（2） ✕

解説 歯磨きは、乳歯の生える6ヶ月頃から習慣づけるようにします。まずは歯磨きに慣れさせたり、自分で持たせて興味を示させるところから始めるとよいでしょう。

（3） ◯

解説 3歳頃になれば、左右を間違えたり、違う靴を履いてしまうこともありますが、自分で履くこともできるようになります。

（4） ◯

解説 4歳頃からは、上着のボタンをとめたりして、5歳頃になれば自分で衣類を着ることもできるようになります。

（5）✕

解説 子どもの嗜好も大切ですが、最も優先するのは栄養バランスと量です。また適切な時間に食べ、適切な食習慣、リズムを身につけたり、食事のマナーを覚えていくことも重要です。

（6）○

解説 1歳半であれば、90％以上の児がコップを使って飲むことができます。

（7）✕

解説 2歳くらいから片付けもできるので、習慣づけることが大事です。

（8）✕

解説 柔らかな布団だと身体が沈みやすく、窒息の危険があります。適度の硬さのある布団を使用し、うつぶせ寝に注意します。また親が添い寝するときには、一緒に寝込んでしまわないように注意が必要です。

（9）○

解説 身体を密着させることで、児が安定し、安心します。

（10）✕

解説 抱っこ紐やスリングは、生後すぐから使用可能です。

MY NOTE

11日目 バイタルサイン測定と身体測定

1

（1） **解答例** 身体に触れたりして刺激することでバイタルサインが変動しやすいため、身体に触れなくても観察できる意識レベルや呼吸から測定を先に行うのがよい。

解説 触れることによる刺激（冷感など）や、触れたために泣き出してしまうことなどにより、呼吸や血圧、心拍などは変動します。まずは触れずに計測できる意識レベルや呼吸を観察するのが望ましいです。

（2） **解答例** 一定時間、体温計を静かに口腔内で留めておくことが難しい上、誤飲したり、かんでしまって破損する危険もあるため、小児には適さない。

解説 通常、小児の体温測定は、腋窩、耳孔、直腸（おもに新生児や未熟児）で行います。それぞれの特徴と注意点などを覚えておきましょう。

（3）2

解説 マンシェットの幅は適切なものを用いないと測定値に影響を及ぼします。年齢・月齢に応じたマンシェットの幅を覚えておきましょう。3ヶ月〜3歳未満は5cm、3歳〜6歳未満は7cmとされていますが、あくまでも一般的な目安ですので個人の体格、発育状況に合わせて選択します。

解答と解説 ● 25

■図11-1　小児に使用するマンシェットサイズ（JIS規格）

月齢・年齢	幅
新生児期～3ヶ月未満	3cm
3ヶ月～3歳未満	5cm
3歳～6歳未満	7cm
6歳～9歳未満	9cm
9歳以上	12cm

（4）3

解説　橈骨動脈は脈拍測定で最も用いられる動脈ですが、新生児期・乳児期では触れにくく、測定できないことがあるため、通常は聴診器を用いた心拍数の測定が行われます。

（5）2

解説　腋窩検温の場合、体温計を下から上方向に、腋窩中線（体軸）に対して45度の角度で挿入し、しっかりと挟みます。小児期は新陳代謝が盛んで、熱産生も多いため、体温は一般的に成人より0.5～1℃ほど高いです。また成人に比べて皮膚が薄く、深部温の影響を受けやすいので、体温が高くなる傾向があります。ただし、体温は測定する時間や環境によっても差があります。また小児は体重に対して皮膚の表面積が大きく、高温環境では熱を取り込みやすい傾向があります。さらに汗腺も未発達で小さく、汗をかけない代わりに、皮膚から熱を放散して体温調整を行うので、熱が上がることがあります。検温の際、安心して計測でき

■図11-2　測定部位による体温の差

測定部位	腋窩温との差	特徴
直腸	0.5～1℃ほど高い	深部体温に近く、測定部位で最も高い。不快感もあることから、新生児以外ではあまり適用しない。
鼓膜	0.2～0.4℃ほど高い	耳式体温計により赤外線を用いて鼓膜温を測定する。数秒で予測値を測定できるが誤差もある。
口腔	0.2～0.4℃ほど高い	直腸温より低く、腋窩温より高い。破損の危険や正確な測定が難しいため、測定部位として乳幼児では適さない。

るために、親に抱かれたまま測定することもよい方法です。

（6）解答例　「よくがんばったね」／「協力してくれてありがとう」　など

解説　子どもをほめる、協力に感謝する、というのがポイントです。

2

（1）解答例　異常を発見する（病気の診断）／栄養状態の評価／治療の効果の判定の指標となる／薬用量の算出／虐待の発見　など

解説　成長・発育の判断だけではなく、多くの情報を知る手掛かりとなるのが身体測定です。体表に不自然なあざや傷などがある場合には、虐待の可能性も考慮し、医師や上司などへ必ず相談をしましょう。

（2）3

解説　乳児の身長測定では、眼と耳孔を結ぶ線が計測台と垂直になるようにした状態で乳児の頭頂部を固定板につけ、体軸が固定板に対して垂直になるようにします。つぎに乳児の両下肢の膝関節を伸ばすようにして固定し、足底全体を移動板にしっかりと当てて、小数点第1位まで計測します。体軸が移動板（または固定板）に垂直になるようにすることと、膝関節を伸ばすことがポイントです。ただし、乳児は関節の脱臼を起こしやすいので、無理に下肢を伸ばさないように注意します。また足底が移動板に垂直に当たっていることをしっかりと確認し、計測します。

（3）解答例　体動による体重計からの転落に注意する。／室温を適正温度（25℃程度）に保つ。／測定時間などの測定条件をそろえる。／体重計の状態が適切であるか（目盛りが0かなど）。　など

解説　計測時は看護師も乳児から手を離すことになります。そのため転落にはとくに注意が必要で

26　● 基礎看護技術まとめドリル2

す。また食事後や排泄後など、状況により乳児の体重は変動が大きいため、なるべく条件をそろえるようにします。

（4）解答例 前頭結節（上眼窩縁の直上）と後頭結節（後頭部の最も盛り上がっている部分）を通るようにメジャーを巻き、測定する。
解説 頭囲は、頭蓋骨の発育状態を評価したり、水頭症や小頭症などの早期発見にもつながる重要な所見です。頭囲とともに、大泉門の状態も評価します。測定のときは、メジャーのねじれにも注意します。

（5）解答例 乳頭と肩甲骨の下端を通るように身体に水平にメジャーを巻き、計測する。
解説 胸囲や腹囲は、呼吸器や循環器、消化器の発育状態の評価に用いられます。また頭囲と比較することで正常な発育も判断できます。メジャーを強く巻きすぎず、呼気が終わったときの数値を計測します。

3

（1）○
解説 マンシェットは適切な幅と長さ、そして巻くときの強さに注意しましょう。マンシェットの幅が小さければ血圧が高値に、反対に大きければ低値に測定されます。

（2）○
解説 左心室や心臓そのものが大きく、強くなるため、成長に伴って血圧は下がります。また年齢（月齢）が低いほど血管に弾力性があり、血管抵抗が少ないことも血圧に影響します。

（3）×
解説 乳児は腹式呼吸のため、腹部を見て測定します。

（4）×
解説 新生児期では、呼吸数は毎分40〜50回程度が基準値です。

（5）×
解説 20秒以上の呼吸停止で無呼吸と診断します。

（6）○
解説 基本的に裸にして測定するため、室温や体重計の表面温度などに注意が必要です。

（7）○
解説 臍上部が腹囲の最大値ではない場合には、最大となる部位での計測値も記録します。

（8）×
解説 呼気の終わりの値を計測します。

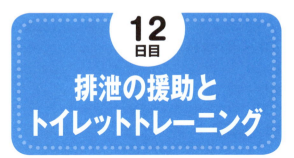

12日目
排泄の援助とトイレットトレーニング

1

（1）2
解説 出生後、初めて排泄されるのが胎便で、通常、出生後24時間以内にみられます。胎便の成分は胎児期に飲み込んだ羊水や血液、腸粘膜の上皮、胎児の皮膚や胎脂、毛、コレステロール、胆汁色素などです。粘稠性が高く（ねばつきがあり）、黒緑色と表現されます。細菌が存在しないため臭気はありません。

解答と解説 ● 27

（2）　解答例▶陰部の清潔を保つ。／陰部の皮膚の炎症（おむつかぶれ）を予防する。／気分爽快にする。／排泄物の状態や皮膚の状態を確認する。　など

解説　排泄物によって汚れた皮膚を清潔にし、感染やかぶれを防ぐとともに、おむつを交換することによって得られる「快」の感情・感覚を身につけさせ、その後のトイレットトレーニングにつなげていきます。また排泄物の状態は児の健康状態の指標ともなります。

（3）　解答例▶

①：体格にあっていないと便が漏れやすい。／装着時に不快である。

②：内側に折れていると、便が横から漏れてしまう。

③：児の腹式呼吸を妨げ、不快や苦痛の原因となる

④：股関節脱臼を引き起こす危険がある。

解説　おむつが大きすぎれば便の漏れの原因となり、小さすぎれば不快を感じたり、動きを妨げることになります。乳児の下肢の関節を強く伸展させると脱臼を引き起こしやすいため、児の臀部に手を挿し込み、全体を持ち上げるようにして交換を行います。

（4）　解答例▶使い捨てができ、手間が省ける。／（使い捨てのため）感染の拡大を予防できる。／吸収性に優れ、子どもが不快を感じにくい。／吸水性、通気性が高く、皮膚のかぶれなどが起こりにくい。　など

解説　紙おむつには、使い捨てのためあまり経済的ではない、ゴミが大量に出る、といったデメリットもあります。また機能性に優れて快適なため児が不快になりにくく、おむつ交換の間隔が空きすぎたり、なかなかおむつが外れない、といった指摘もあります。しかし洗濯の必要もなく、両親や養育者の負担も少ないため、現在は紙おむつの使用が多くなっています。おむつが外れる時期には

差がありますが、子どもの発達機能の問題や、おむつ着用に対する養育者の姿勢などが影響します。

（5）　解答例▶「きれいになったね」／「すっきりしたね」／「気持ちいいね」　など

解説　おむつを交換することによって得られる、「快」と「不快」の感情・感覚を発達させるように声がけしていくことが大事です。

2

（1）　解答例▶排尿や排便の周期に一定の間隔が現れている。／言語能力も発達し、尿意や便意、あるいは出たことを伝えることができるようになった。／排泄前や排泄後に排泄のサイン（しぐさ）がみられるようになった。／トイレまで歩いていける運動能力が備わった。／便座やおまるに一定時間座っていられる。　など

解説　一般的には言葉の理解や歩行などがある程度可能になる1歳半〜2歳頃にトレーニングを開始するのが適切とされますが、子どもの発達機能や親（養育者）の気持ち、方針にもよるので、さまざまな視点でアセスメントして開始時期を考えることが重要です。トレーニングは親や養育者の都合ではなく、子どもの気持ちも考え、トイレで排泄することに興味を持っているか（必要以上に嫌がらない）といったことも踏まえて開始を判断します。

（2）　1

解説　尿や便が出ないようであれば無理に座らせておくことはせず、3分ほどを目安にいったん終了します。トイレやおまるに座ること自体を嫌がらないようにすることが重要です。

（3）　解答例▶排泄の失敗をしからない。
失敗をしかると排泄を嫌がるようになったり、劣等感を抱くようになる可能性があります。できた

ときにはほめ、失敗しても神経質になりすぎず、あたたかく見守り、支援することが大切です。

3

（1）✗
解説 臍部まで覆ってしまうと臍部が乾燥しない上、排泄物によって汚染する可能性もあるため、臍部は見えるようにして装着します。

（2）○
解説 余分な水分は皮膚のかぶれの原因となります。

（3）✗
解説 一定間隔ではなく、排泄の状態や児の状態を見て、その都度行います。

（4）✗
解説 アルコール入りのお尻ふきでは、児の皮膚への刺激が強いため使用しません。水分を含み、刺激物の少ないものを選びます。

（5）○
解説 成長の進みに反して、その年齢に適したふるまいよりも幼い行動や考えをするようになることを退行現象といいます。小児でみられる退行現象は、弟や妹の誕生や急激な家庭環境の変化（保育園に預けられるなど）による精神的な負担などが原因と考えられます。うまく進んでいた排泄行動ができなくなり、おむつに戻ることもその一つです。その場合は無理にトレーニングを進めるようなことをせず、ストレスの原因を考え、精神的な安定をはかれるように援助します。ただし、退行現象でなくても排泄を失敗することは多くあるので、失敗しても必要以上に気にせずにゆっくりと寄り添い、支援します。

（6）○
解説 通常は離乳食が始まると便の回数は減り、固くなってきます。ただし離乳食の開始初期では消化機能が未熟なため、便の回数が一時的に増えます。中期になると徐々に減っていきます。

（7）✗
解説 ある程度トイレへの誘導ができ、トイレで排泄することに抵抗がないようであればおむつを外すことも一つの方法です。失敗してもしからず、子どもが安心できるように支援します。

（8）✗
解説 転倒の可能性なども考え、便座やおまるに座っている間は目を離さないようにします。

13日目 小児の病気と看護

1

（1）①感覚運動
②前操作
③具体的操作
④形式的操作

解説 ピアジェは子どもの認知能力の発達を段階的にとらえました。その中で「操作」とは、実際の動作的な行為をイメージとして思い描き、それを頭の中で再生し、その行為をしたときの結果がどのようになるかを想像できるようになることをいいます。

（2）2
解説 ジャン・ピアジェはスイスの心理学者で、

認知発達理論（発生的認識論）を提唱し、子どもの認知機能の発達に関して大きな影響を与えました。ジョン・ボウルビーはイギリスの精神科医で、愛着（アタッチメント）理論を提唱しました。マリリン・M・フリードマンは家族看護学の研究者、T・ベリー・ブラゼルトンは新生児行動の評価項目をつくり出した人物です。

（3）**解答例** 治療や処置、検査の際に、子どもの意識を別のものに向けさせることで苦痛やストレスを最小限にすること。

解説「治療や処置、検査に伴う苦痛に対する支援」をディストラクションといいます。具体的には、玩具や音楽、絵本を用いたり、子どもをひざに抱くといったことにより、子どもの気を紛らわせるようにします。子どもが親しみやすい装飾を施したり、看護師のユニフォームやエプロンに子どもの興味を引く工夫をすることなどもディストラクションとして有効とされます。

（4）4
解説 5歳児であれば、病気というものがどのようなものかを少しずつ理解するようになりますが、まだ論理的に考えることは難しい年齢です。病気と起こっていること（治療や療養環境など）の因果関係もまだ結びつけることはできず、ただ「自分が悪いことをしたから苦しいのではないか」と、とらえてしまうことがあります。

（5）3
解説 子どもに治療や処置、検査の内容を説明し、心理的準備を促して恐怖や不安を最小限にすることをプレパレーションといいます。プレパレーションは、子どもの発達段階に合わせ、適切な方法や道具を用いて行うことが重要です。例えば問題文の12歳は、ピアジェによれば形式的操作期にあり、具体的な事象がなくても論理的思考が可能です。前操作期にあり、感覚的な理解が主な幼児期においては、ぬいぐるみなどのツールを用い

たデモンストレーションは有効といえます。プレパレーションには人形や絵本、ビデオなど、さまざまなツールを用いることがありますが、対象となる子どもが興味を持ち、理解しやすいものを選択、使用することが重要です。

2

（1）**解答例** このまま重篤な状態になり、死んでしまうことはないか。／生命の危機を乗り越えたとしても重い障害が残ることはないか。　など

解説 急性期は症状の進行や出現が著しく、家族の心理的負担も大きなものになります。また医療の専門知識を持たない場合には、少しのことでも生命の危機、すなわち「死」を想像してしまうこともあります。医療者としては、短い時間の中で治療の意思決定をするために正確な情報・判断材料を提供したり、心理的な支援をすることが重要です。

（2）**解答例** 症状悪化の予防や服薬による症状の緩和など、セルフケア向上のための支援／社会資源の活用についての情報提供／リハビリテーション／メンタルケア　など

解説 病気の治療と合わせて慢性疾患に対して大事なことは、症状の緩和やセルフケアによる日常生活の支援です。また治療に対する助成制度など、社会資源の活用についての情報提供や心理面でのサポートも重要となります。

（3）**解答例** 病気が自分（親）のせいではないか（遺伝など）／将来的に病気が完治し、生活していけるのか／治らなかったり、急変して重篤な状態に陥ることはないのか／別のもっと良い治療方法、病院はないか／学校などで孤立したり、いじめにあわないか／発達や学習が遅れないか／何もできないいらだち　など

解説 子どもの病気は親やきょうだいの心理にも

大きく影響を及ぼします。看護師は、子どもだけでなく、家族の抱える不安や罪悪感などにも配慮して接し、援助しなければなりません。また親がいなくなった後（死別）のことも心配してしまうのが親の心理です。

（4）　解答例　病気であることを知られたくない（特に異性に）。／病気のことをしっかりと理解できるようになるため、将来に対して悲観しやすい。／病気の看護や介護などで他人の世話になりたくない（プライドが傷つく）。　など

解説　思春期は親から離れ自立したくなる時期でもあります。しかし病気の場合には家族の世話になったり、プライバシーが損なわれることも多くあります。病気と付き合いながらも、思春期特有の心理や行動の変化を理解し、援助につなげていく必要があります。

3

（1）○

解説　ストレスは頭痛や腹痛、不眠といった身体的症状で現れることもあります。

（2）○

解説　病気の治療に伴う環境変化は、家族の生活に大きく影響します。治療方針に関して親同士で食い違いが生まれたり、きょうだいが必要以上の我慢を強いられることになるなど、マイナスの影響も考えられます。反対に協力して絆が深まったり、思いやりが強まるといったプラス要素も考えられます。

（3）×

解説　感染などには注意する必要がありますが、お互いに病気を理解したり、励ましあうことにもなるため、面会を控える必要はありません。

（4）×

解説　プレパレーションでは病気や治療に関する正確な情報をしっかりと伝え、理解してもらうことで、困難を乗り越えるための心の準備をさせることが重要です。不安や恐怖といった感情も表出できるようにし、それに対して情緒的な支援を行います。

（5）×

解説　プレパレーションは心理的な準備をするためには有効ですが、病気に対する治癒促進効果はとくに認められません。

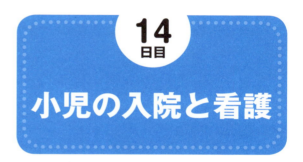

14日目 小児の入院と看護

1

（1）　解答例　病気に対する適切な生活習慣を獲得する／より詳しい検査をする／リハビリテーション／病気の経過観察　など

解説　社会保障制度の変化や医療の進歩などにより、子どもが治療をしながら在宅で療養を続けることも多くなりました。入院中に適切な生活習慣や病気とのつき合い方を身につけ、在宅において療養できるようにすることも入院の目的といえます。

（2）　解答例　通院や付き添いに伴う疲労／療養生活と仕事や家事との両立に対する身体的負担　など

解説　病院は自宅の近くとは限りません。子ども

解答と解説　31

を入院させられるほどの設備が整った病院は限られます。そのため通院したり、付き添いのために訪問したり滞在することは親にとっても負担です。また仕事や家事、子育てなども両立しなければならず、その点でも身体的な負担は大きくなります。

（3）**解答例** 病気が治るのだろうか、という不安や恐怖／子ども（患児、またはきょうだいともに）と十分に接することができない寂しさや罪悪感／祖父母やきょうだい、友人など、他人に頼らなければならない場合の心理的負担／療養にかかる経済的負担に対するストレス／何もできない無力感　など

解説 各家庭により環境は異なり、抱える不安やストレスも千差万別です。患児の親や家族に寄り添い、話を聞き、気持ちを引き出すことで悩みやストレスをともに解決できるようにしていくことも看護師の役割といえます。

（4）**解答例** 親との分離不安

解説 病気のことをまだ理解できないこの時期は、病気に対する不安や恐怖、将来的な心配よりも、まずは親との分離に対する不安が多くを占めます。ロバートソンは分離不安を３段階に分類しました。最初の１段階は号泣したり暴れるなどの「抗議」、次の２段階はがっかりしてふさぎ込んだりする「落胆」、そして３段階は親が会いに来ても関心を示さなくなったり、別のものに興味を移すようになる「否認」とされています。

（5）**解答例** 友人と同じような学校生活や遊び、学習をすることができないことに対し、劣等感や孤立感が生じやすいと考えられる。

解説 学童期は、親だけでなく、学校の友人らとの関係も広がります。友人と同じような生活ができないことで抱える不安やいらだちを理解し、親も含めて相談し、解決策を考えられるような援助が必要です。

2

（1）**解答例** 伝染性の疾患に罹患している場合に他人への感染を防ぐ。／免疫力が低下し、易感染状態にある場合に合併症の発症を予防する。／重症度、緊急度が高く、集中治療・ケアが必要である。　など

解説 感染予防などを理由に、個室での入院が望ましい場合もありますが、多くの場合は子どもが望んでいるわけではありません。個室での入院生活に寂しさや孤独感、退屈などを感じてしまう児に対し、適切な看護を行うことが求められます。

（2）**解答例** ほかの子どもやその家族らとの触れ合いを通じ、気がまぎれたり、刺激を受けることは闘病意欲につながる上、小児期の成長・発達を促す意味でも望ましい。

解説 大部屋では別の患児と過ごすため、良い刺激もありますが、自分と比較してしまったり、性格の違いなどにより、安心して入院生活を送れない場合もあります。子どもたちの性格や性別、年齢、発達段階、病状の違いなどを考慮し、ベッドの位置なども工夫していくことが大事です。

（3）**解答例** 子どもが転倒したり転落につながるような物を置かないなど、安全面へ配慮する。／清潔にして感染予防に努める。／児が飽きないような玩具や絵本、テレビなどを用意する。／壁などの装飾を工夫し親子ともに安心でき、親しみやすい空間にする。／病気や健康に対する情報を提供する。など

解説 大きなポイントとしては、感染予防、事故防止、そして少しでも安心できる空間づくり、という点が挙げられます。また子どもといえどもプライバシーへの配慮も欠かせません。

（4）**解答例** 「もう少し一緒にいてあげることはできますか」「私たち（看護職員）も落ち着

くまで一緒にいますので安心してください」など

解説　親の事情も考慮したうえで、子どものニーズをなるべく満たせるような声がけが重要です。子どもにとっては親がそばにいることが最も安心するため、無理に引き離したり、うそをついて子どもが気付かないうちに母親を帰す、あるいは「言うことをきかないと明日は病院に来ない」というように、罰を与える、といったことは望ましくありません。

3

（1）×

解説　入院中は行動の制限もあり、ストレスもたまります。特に療養する上で問題がなく、院内のルールを守れるようであればゲーム機などでの遊びを制限する必要はありません。

（2）○

解説　入院中であっても、学校のことや勉強の遅れなどが気になる場合も多くみられます。同年代の子どもと学習できる機会を設けたり、院内学級や学習室などがあればそれらを利用し、学習ニーズを満たしましょう。

（3）×

解説　看護師は子どもの気持ちを考え、愛情をもってケアを施しますが、母親や父親の代わりにはなりません。あくまでも医療者、看護師として接することを忘れないようにしましょう。子どもだけでなく、親へのケアも重要となります。

（4）×

解説　指しゃぶりなどの退行現象やチック症状は、ストレスの現れと考えられます。無理に止めさせるのではなく、様子を見ながらストレスの原因を探り、それを解決するような支援を心掛けます。

（5）○

解説　分離不安において、初期には号泣したり暴れたりする「抗議」の反応が多くみられます。

（6）×

解説　易感染状態にある場合など、特別な理由がなければ、特に面会を制限する必要はありません。母子分離の不安を予防したり、面会して安心することもあります。

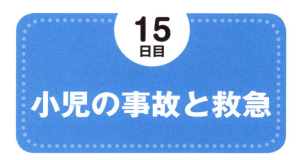

15日目 小児の事故と救急

1

（1）　解答例　気道（気管）の直径が小さい／喉頭蓋の位置が高い／鼻腔の間隙が狭い／口腔内での舌の割合が大きい　など

解説　2017年では不慮の事故による死亡数は40,395人と、死亡総数の3.0％を占めています。なかでも窒息は不慮の事故による死亡の中で最も多くを占める原因で、2016年（平成28年）のデータでは、不慮の事故による死亡（38,306人）のうち、24.8％が窒息による死亡でした。とくに子どもは解剖学的にも窒息を起こしやすく、ピーナッツ程度の大きさでも気管に詰まり、窒息の原因となります。また乳児期は何でも口に入れてしまう傾向があるため、とくに注意が必要です。さらに、「物が詰まっても自分で吐き出したり取り除くことが困難」「物が詰まったことを伝えるのが困難」といったように、身体の機能も未成熟なため、物を詰まらせると窒息につながりやすい

のが乳児です。

（2）　解答例　仰臥位で寝かせ（うつ伏せにせず）、タオルなど、顔を覆う危険のあるものを近くに置かないようにする。また敷布団は柔らかすぎず、適度な硬さのあるものを選ぶ。

　解説　うつぶせ寝による窒息事故の事例は多く発生しています。窒息を起こさないような環境づくりが重要です。柔らかすぎる布団は身体が沈み、顔をふさいで呼吸を妨げてしまうことがあります。

（3）　解答例　歩行ができるようになって行動範囲が広がるため、事故に遭遇しやすい。また学童期には自転車による移動も増え、交通事故による死亡が増加しやすい。

　解説　歩行による移動ができるようになり、少し目を離したすきに道路に出てしまうことがあります。また危険を予測したり、危険を回避する能力もまだ未熟な上、視野も狭いため、十分な注意が必要です。さらに思春期から青年期にかけては親から離れて行動範囲も広がる上、オートバイや自動車の免許を取得し、運転する場合もあります。未熟な運転技術や判断能力にも関わらず、自分を過信した行動が目立つ時期でもあります。また近年ではスマートフォンや音楽プレイヤーなどを操作しながら運転し、事故を起こす、あるいは事故に遭遇するケースも問題となっています。

（4）　解答例　浴槽に水を貯めたままにしないようにする。／浴室の戸締りをしっかりとして、子どもが自由に出入りできないようにする。／浴槽のふたもしっかりと閉め、容易に外せないようにする。　など

　解説　子どもは洗面器に貯まった程度の水でも溺れてしまうといわれます。乳児期の後半から幼児期にかけては、はいはいや歩行により移動できる上、いろいろなものに興味を持ってしまいます。台になるような物に乗って浴槽に転落する事故も多く起こります。溺水を引き起こす要因を考え、

予防策を考えるとともに、まずは乳児や幼児期の初期はとくに目を離さないことが大事です。

（5）3
　解説　吐き出した乳汁を誤飲することがないように、児の顔は横に向かせて寝かせます。②については、ひもやフードが巻き付き、窒息する危険があるため適しません。またブラインドやカーテンのひもなどでも窒息が起こることがあります。④については母子健康手帳などでも注意喚起されていますが、児の口に入るような玩具は適しません。直径39mm以下、長さ51mm以下の物品や玩具では、3歳以下の児では誤飲、窒息の危険があります。その大きさを基準とした、チャイルドマウスという子どもの口に入る物かどうかを調べるためのツールは母子健康手帳などでも紹介されています。また固いものやとがったものなどにも注意が必要です。

2

（1）　解答例　体重に対して水分の占める割合が大きいため、水分の喪失が脱水につながりやすい。／細胞外液の割合が高いため、排泄などによって脱水が起こりやすい。／体重に対して皮膚面積が広く、不感蒸泄により水分が喪失しやすい。／腎機能が未熟で尿細管での水分の再吸収機能が弱い。／のどの渇きや体調の不良を訴える（伝える）ことが難しい。　など

　解説　何らかの原因により体内の水分を過剰に喪失したり、水分の摂取不足により、体内の水分や電解質が欠乏する状態が脱水です。とくに乳幼児は、遊びに夢中になってしまうこともあり、成人に比べて脱水が起こりやすいため、親や養育者、看護師などは、こまめに水分補給を促すなどの注意が必要です。

（2）　解答例　大泉門の陥没／眼窩部の陥没／活気がなくなる／尿量の減少／皮膚の緊張（ツ

ルゴール）の低下／舌・口唇・口腔内粘膜の乾燥／口渇／四肢の冷感／頻脈　など

解説 脱水は軽度から重症の状態によって現れる症状は異なります。軽度の段階では落ち着きがなくなったりしますが、バイタルなどは正常なことも多く、症状に気づきにくいこともあります。のどが渇いたとしてもそれを伝えたり自分で水分補給をすることが困難なため、親などが早めに気づいて対処することが大切です。

(3) 2

解説 タバコに含まれる有害物質であるニコチンは、水に溶けると吸収されやすくなるので、1は✕です。無理に吐かせると気道への誤嚥の危険もあるため、2は〇です。腹部を突きあげるようにして異物を吐き出させるハイムリック法は、腹部臓器を損傷させる危険があるため、新生児や乳児には適しません。背部叩打法か胸部突きあげ法を行います。消化管異物が最も起こりやすいのは6ヶ月ごろ〜3歳ごろで、4は✕です。

■図15-1　気道内異物の除去

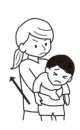

ハイムリック法
（腹部突きあげ法）
子どもの背後から巻き付けるように両腕を回し、片方の腕で握り拳をつくり、もう片方の手で握ります。そのまま腹部を上方へ突き上げるように圧迫します。腹部臓器の損傷の危険があるため、乳児には行いません。

背部叩打法
患児をひざ（乳児では片腕）に乗せ、みぞおちの部分を圧迫するようにします。そして児の頭部が低くなるようにして、手掌で背中を連続して叩きます。

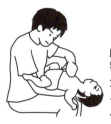

胸部突き上げ法
乳児を上向きにして頭を下げ、人差し指と中指の2本で胸骨の下半分を、1秒に1回程度の速さで数回圧迫します。背部叩打法と交互に行います。

(4) 1

解説 無理やり水を吐かせると、吐き出した水を誤嚥する可能性があるため、1は✕です。AEDを使用する場合、学童期以降は成人用の電極パッドを用います。ただし未就学児でも小児用がなければ成人用の代用が可能です。乳児は解剖学的に頸部が太くなっており、頸動脈が触知しづらくなっています。胸骨圧迫では、幼児では胸骨の下半分、乳児では左右の乳頭を結ぶ線より少し足側を圧迫します。

3

(1) 〇

解説 体内でも放電を続けるボタン型電池は食道などに貼り付き、30分程度の短時間でも消化管を損傷させてしまうため、直ちに摘出が必要になります。特にリチウム電子は寿命も長く、放電の持続力も高いため危険とされています。

(2) ✕

解説 摂取したアルコールが少量であれば誤嚥の可能性も考え、微温湯を飲ませて様子をみるのが良いでしょう。ただし、呼吸の異常や嘔吐、興奮、ふらつきなど、急性アルコール中毒の症状が現れた場合には医師の診察を受けます。

(3) 〇

解説 誤飲したものの種類によって対処方法は大きく異なります。

(4) ✕

解説 小児には、5の法則を用いて判定します。

(5) 〇

解説 ショックの前駆症状として、顔面蒼白、血圧低下、皮膚の冷感、頻脈などがみられます。

16日目 子どもの予防接種

1

（1） [解答例] 毒性を弱めたり、無毒化した病原体からつくられ、病原体による感染症を予防するために用いられる薬のこと。

[解説] ワクチンは、弱体化させた病原体を体内に入れ、感染症に罹患したような状態を人為的につくり出し、あらかじめ抗体によって免疫力をつけておくことで病気に備えます。

（2） [解答例] ワクチンが引き起こす副反応による健康被害などの報告もあり、接種を勧めつつも、接種する本人、またはその親や養育者などの判断にゆだねることが適切であると考えられるから。

[解説] どんな薬にも、予期できない副反応（副作用）はあります。また現れる副反応にも個人差があり、著しく健康被害を被るケースもあります。最近では、子宮頸がんワクチンの予防接種に伴い、著しい健康被害を訴える事例が発生しました。子宮頸がんワクチンとその副反応による健康被害については明確な因果関係が立証できていないとされていますが、現在わが国では、積極的な勧奨接種が控えられています。

（3） 2

[解説] 2013年の予防接種法の改正により、これまで1類疾病とされていたものがA類疾病、2類疾病とされていたものがB類疾病となりました。A類疾病とされているのは、（1）ジフテリア、（2）百日せき、（3）破傷風、（4）急性灰白髄炎（ポリオ）、（5）麻疹、（6）風疹、（7）日本脳炎、（8）結核、（9）Hib（ヒブ）感染症、（10）小児の肺炎球菌感染症、（11）ヒトパピローマウイルス感染症、（12）水痘、（13）B型肝炎の13疾病です。

（4） ジフテリア、百日咳、破傷風、ポリオ、風疹、麻疹などから3つ（（3）の解説を参照）

[解説] 2016年10月にB型肝炎がA類疾病に加わり、現在13疾病です。

（5） 3

[解説] 流行性耳下腺炎（おたふくかぜ）、ロタウイルス感染症、インフルエンザのうち3つは任意の予防接種ですが、小児期に罹患しやすいため予防接種を受ける率が高くなっています。定期の予防接種は公費で支払われますが、任意の予防接種の費用は自己負担（各自治体による助成が受けられる場合もあります）となります。プール熱（咽頭結膜熱）は子どもがよく罹患する疾病ですが、予防接種はありません。

2

（1） ✕

[解説] 月齢や年齢が合えば季節はいつでも構いません。

（2） ○

[解説] 予防接種後に発熱などの副反応がなければ特に入浴を控えることはありません。

（3） ○

[解説] 日本では、医師が必要だと認めた場合には複数接種も可能になっています。

（4） ○

[解説] 予防接種が不適当とされるのは、「明らかな発熱がある」「重篤な急性疾患へ罹患している

のが明らか」「接種しようとしている薬液で過去にアナフィラキシーを起こしたことが明らか」「妊娠中（ただしポリオ、麻疹、風疹の予防接種のとき）」などの場合です。

（5）✗

解説 過去にけいれんを起こしたことのある人は、予防接種不適当者ではなく、予防接種要注意者になります。ほかに、心臓血管系疾患や腎臓疾患、肝臓疾患、血液疾患などの基礎疾患を有する人や、予防接種により接種後2日以内に発熱のみられた人、接種する薬の成分でアレルギーを起こしたことがある人などが要注意者とされます。

3

（1）①3
　　②90
　　③3
　　④24
　　⑤1
　　⑥1
　　⑦27
　　⑧6

解説 定期の予防接種の実施は、市町村長が行います。おもな予防接種の対象疾患と接種対象者、回数などを整理しておきましょう。

（2）結核

解説 結核菌による感染症が結核です。多くの場合、肺に症状が現れる肺結核で、風邪に似た症状から始まりますが、やがて炎症により肺の組織が破壊され、呼吸が障害されます。かつては猛威を振るった結核も現在は治療法がありますが、それでも過去の疾患ではなく、現在でも年間2万人近くが罹患します。

（3）ジフテリア（D）・百日咳（P）・破傷風（T）・ポリオ（IPV）の4つ　※順不同

解説 四種混合ワクチン（DPT-IPV）は、ジフテリア・百日咳・破傷風・ポリオ（急性灰白髄炎）の4種類のワクチンを混合した不活化ワクチンです。以前は三種混合（DPT）ワクチンとポリオワクチンを別々に接種していましたが、2012年11月1日から定期4種混合に切り替えられました。

（4）麻疹（M）・風疹（R）の2つ　※順不同

解説 麻疹（一般的に「はしか」とよばれます）と風疹の予防ワクチンがMR混合ワクチンです。小児期だけでなく、成人でも感染することがあります。また妊娠中の女性が罹患すると胎児にその影響が現れる危険があるため、とくに注意が必要です。

（5）3

解説 病原体となるウイルスや細菌のもつ、「感染する能力」を失わせ（不活化）、それらをもとにつくられるワクチンが不活化ワクチンです。自然に感染した場合や生ワクチンに比べ、1回の接種では生み出される免疫力が弱いため、何回か追加接種が必要になります。

（6）1

解説 病原体となるウイルスや細菌の毒性を弱め、病原性を弱くしたものを原材料としてつくられるワクチンが生ワクチンです。そのほかに、病原体がつくり出す毒素だけを取り出し、免疫反応を引き起こす能力は残しながら毒性をなくしてつくられるワクチンをトキソイド（不活化ワクチンの一種ともされます）といいます。

MY NOTE

17日目 小児医療の現状と社会保障

1

（1） ①エンゼルプラン　②新エンゼルプラン　③健やか親子21　④子ども・子育てビジョン

解説 昭和から平成に移り、働き方や結婚に対する意識、家庭環境の変化などがさらに大きくなり、少子高齢化もさらに顕著になっていきました。その対策として、エンゼルプランや新エンゼルプラン、子ども・子育てビジョンなど、さまざまな取り組みがなされました。現在につながる流れを覚えておきましょう。

（2） 3

解説 平成元年である1989年の合計特殊出生率が1.57であったことは深刻に受け止められ、新たな時代のニーズに合わせるようにさまざまな施策が講じられるようになりました。

（3） 3

解説 エンゼルプランの特徴は、子育てを各家庭や夫婦だけの問題として捉えるのではなく、社会全体の問題として考え、ともに支えあっていこうとした点です。「重点的に推進すべき少子化対策の具体的実施計画」は、エンゼルプランをさらに推し進めるために策定された新エンゼルプランのことです。そして、子どもを主人公とした施策や数値目標を示したのは、子ども・子育てビジョンです。

（4） 4

解説 健やか親子21は、1の「虐待防止対策の強化」、2の「食育の促進」、3の「思春期の保健対策」のほか、「妊娠・出産の安全性と快適さの確保」、そして「小児の事故防止など環境整備」の5つの主要な課題からなります。

（5） 3

解説 歯磨き習慣や予防歯科の普及などにより、かつてに比べてう歯（虫歯）はやや減少傾向です。それでも小学生から高校生では約半数がう歯を有しています（治療済みを含む）。

2

（1） 3

解説 医療保険制度下における自己負担は2割ですが、各自治体によっては、「中学校卒業までは医療費が無料」といった助成制度が設けられている場合もあり、実質的に自己負担分の多くが公費で賄われています。

（2） 2

解説 未熟児養育医療は、母子保健法に基づいて設けられている医療制度で、出生体重が2,000g以下の未熟児への医療を支援します。未熟児養育医療は1歳未満の児が対象ですが、同じく公費負担による小児医療制度である小児慢性特定疾病医療費助成や自立支援医療、結核児童療育医療は17歳まで（18歳未満）を対象としています。

（3） 2

解説 未熟児養育医療制度の対象は、出生体重が2,000g以下で生後1歳までの児、および生活力が薄弱な者とされています。また給付の対象は入院費、入院療養にかかる医療費（保険診療分）、そして食事療養費などです。未熟児治療以外の医療費や差額ベッド代、おむつ代などは対象外です。

（4）3

解説 小児慢性特定疾病医療費助成制度は、児童福祉法に基づき、児童等の慢性疾病のうち国が指定した疾病（小児慢性特定疾病）の医療にかかる費用の一部を助成し、各家庭の医療費の負担軽減を図る制度です。対象疾患は2018年4月より追加された35疾患と合わせ、757疾患になっています。新規認定は、18歳未満が対象となります。ただし、18歳に到達した時点において制度の対象になっており、かつ、18歳到達後も引き続き治療が必要と認められる場合には、20歳未満の者も対象とします。

3

（1）✕

解説 少子化の影響や小児科医の不足などにより、小児病棟は減少傾向にあります。そのため、小児病棟を有する大きな病院に患者が集中するという現状があります。

（2）✕

解説 今では、小児看護の対象は胎生期から成人に至るまでとされています。健やかに成長し、成人するまでの長い期間が対象となります。

（3）○

解説 偏った食事や食習慣の欧米化、運動不足などの傾向がみられ、生活習慣病のリスクは高まっています。

（4）○

解説 かつては治療できなかったような疾病も、医療技術や治療薬の進歩などにより、治療を続けながら生活し、成長できるようにもなりました。

（5）○

解説 小児救急の認定看護師は2005年に発足しました。小児専門医が不足する中、看護師の役割はますます大きくなっているといえます。

（6）✕

解説 小児看護の専門看護師は、2002年に誕生しました。

（7）✕

解説 小児慢性特定疾病医療費助成制度の対象者であっても、公的扶助は受けられます。

（8）○

解説 自己負担額は一律ではなく、保護者の収入によって異なります。

18日目 児童福祉と母子保健

1

（1）4

解説 児童福祉法では18歳未満の者を児童として保護、支援していますが、その一方で、2018年の3月には成人年齢を20歳から18歳に引き下げる法改正が可決されました。子どもから成人へ、心身ともに無理なく成長できるような支援が必要といえます。

（2）解答例 虐待に関する対応（調査や判定、児童の一時的保護など）／子どもの非行に対する相談／児童の心身障害に関する相談／経済的な事情に関わる養育についての相談など

解説 児童相談所は、虐待への対応だけでなく、非行や障害、養育など、児童に関するあらゆる相

解答と解説 ● 39

談を受け付けています。相談を受けるのは、児童福祉司や児童心理司、ソーシャルワーカー、医師、保健師などです。

（3）**解答例** 助産施設／乳児院／母子生活支援施設／保育所／幼保連携型認定こども園／児童厚生施設／児童養護施設／障害児入所施設／児童発達支援センター／情緒障害児短期治療施設／児童自立支援施設／児童家庭支援センター　など

解説 児童福祉に関するさまざまな支援を行う施設が児童福祉施設で、児童福祉法の第7条に規定されています。シングルマザーやその子どもを保護して生活を支援し、退所後の援助も行う母子生活支援施設や、保護者のいない児童や虐待を受けている児童などを養護する児童養護施設、犯罪を犯したり不良行為を行った、またはそのおそれのある児童を指導して自立を支援する児童自立支援施設などがあります。

（4）**解答例** 生後4ヶ月までの乳児のいる家庭のすべてを市町村が訪問し、子育てに関する相談や支援を行う事業。

解説 乳児家庭全戸訪問事業は、2008年の児童福祉法改正時に新たに設けられた規定です。「こんにちは赤ちゃん事業」とも呼ばれ、生後4ヶ月までの乳児のいるすべての家庭を訪問し、様々な不安や悩みを聞き、子育て支援に関する情報提供や、親子の心身の状況や養育環境等の把握や助言、ときには支援に必要なサービスを提供します。実際に訪問するのは市町村から派遣される保健師や保育士などの専門知識を有する専門職です。

（5）**解答例** 児童に対して暴行を加えること／児童に対してわいせつな行為をしたり、わいせつな行為をさせること／児童の成長を著しく妨げるような行為（食事を与えない、放置するなど）／児童に対する激しい暴言／児童へ著しい心的外傷を与えるような言

動　など

解説 児童虐待は、児童虐待の防止等に関する法律の第2条において定義されています。児童虐待は、決して身体的な暴力だけを指すのではなく、心理的な暴力やわいせつな行為、著しい放置など、あらゆる事象を指します。児童虐待は家庭内で行われることが多く、発覚しなかったり、発覚が遅れる場合もあります。

（6）4

解説 児童虐待防止法によると、「児童虐待を受けたと思われる児童を発見した者は、速やかに福祉事務所、児童相談所に通告しなければならない」と規定されています。通告は任意ではなく、義務になります。児童相談所は児童福祉法の第12条に基づき設置される施設で、全国に200か所以上あります。

2

（1）①妊娠
　　②母子健康手帳
　　③新生児
　　④妊産婦
　　⑤未熟児

解説 すべての子どもが健やかに育つ社会を実現させるためにあらゆる施策がとられていますが、その基本となるのが母子保健法です。かつて妊産婦手帳や母子手帳とよばれていたものも、1965年の母子保健法の成立に伴い母子健康手帳という名称になりました。母子保健法では、新生児や妊産婦への訪問指導や健康診査、医療費の助成などを規定しています。

（2）3

解説 未熟児訪問指導は、2,500g未満で出生した児を対象に行われ、保健師や助産師などにより保健指導を受けることができます。

(3) イ：2
　　ウ：3
　　エ：4
解説 乳幼児や妊婦の健康診査については、その間隔や回数などがよく試験で問われます。整理して覚えておきましょう。

(4) 2
解説 妊娠36週以降は1週に1回の健康診査が推奨されます。初期は月に1回、24週以降は2週に1回を推奨しています。

3

(1) ✗
解説 児童福祉法の第1条では、「すべての国民は児童が心身ともに健やかに生まれ、成長できるように努めなければならない」と規定しています。社会全体で子どもを支えていくことが重要です。

(2) ○
解説 児童虐待は増えており、そのために虐待の相談窓口や虐待防止ネットワークなどの設置が義務付けられるようになりました。

(3) ✗
解説 児童福祉施設への監査は都道府県により行われます。

(4) ○
解説 児童虐待防止法の第6条では、虐待を受けていると思われる児童を発見した場合、児童福祉事務所や児童相談所などへの通告を義務付けています。

(5) ✗
解説 児童相談所の設置は、市町村ではなく都道府県および政令指定都市により行われます。

(6) ✗
解説 児童に関する相談は、家庭や子どもによってそれぞれ内容も対応方法も異なります。児童相談所では、個別の事例への対応を行っています。

(7) ✗
解説 児童虐待防止法の対象は、児童福祉法と同じく18歳未満です。

(8) ○
解説 体重2,500g未満の低体重児が出生した場合の届け出は、母子保健法の第18条で規定されています。

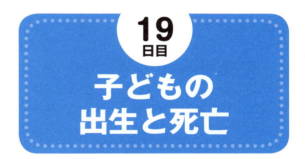

19日目 子どもの出生と死亡

1

(1) 2
解説 現在、我が国の年少人口は年々減少しており、2017年（平成29年）では人口全体に対して12.3％となっています。年少人口と生産年齢人口が減少し、老年人口が増加しているのが現状です。

(2) 3
解説 2016年の合計特殊出生率は1.44と2000年から2010年ごろに比べるとやや上昇傾向にありました。しかし2017年は1.43（概数）と、やはり低い数値になっています。

（3）1

解説 その国の人口を一定の割合で維持するための目安となる合計特殊出生率は2.07ほどとされています。老年人口が年少人口を戦後初めて上回ったのは、2000年のことです。年少人口とは、0歳〜14歳の人口をいいます。

（4）4

解説 合計特殊出生率が4を超えていたのは、1947年〜49年の第1次ベビーブームの頃です。第2次ベビーブームの頃では2を超えた程度で、その後はさらに減少しました。近年、合計特殊出生率は低い数値でありながらも横ばいですが、出生数は2015年の100万5,677人を境に以降100万人を下回り、減少傾向にあります。2017年の出生数は94万6,060人（概数）で、前年を大幅に下回りました。

（5）**解答例** 晩婚化による出産の高齢化（第1子以降の子の減少）／女性の社会進出による出産数の減少／未婚率の上昇／経済的負担からの出産数抑制／核家族化による子育て負担の増加／待機児童問題などによる子育て負担の増加　など

解説 少子化の原因はさまざまですが、社会状況が大きく関与しています。女性の社会進出は最近の傾向であり、男女隔てなく自由な生き方を選ぶ社会は好ましいですが、その一方で妊娠・出産後の勤務継続や職場復帰、育児支援、待機児童問題などが原因となり、出産を控えたり出産数を抑制するといった傾向があるのも事実です。また晩婚化などを原因として、かつてに比べて不妊が増えているのも事実です。大事なことは、妊娠・出産に関する正しい知識を伝え、さらに女性や夫婦だけの問題として捉えず、社会全体で妊娠・出産や育児を考え、支えていくことです。

（6）**解答例** 生産年齢人口が減少することになり、社会保障制度を維持できない。／国力

（経済力）が低下する。　など

解説 少子化による弊害はいろいろと考えられますが、社会保障制度の破綻はその代表的なものでしょう。我が国では手厚い社会保障制度が整っていますが、それは制度を支える生産年齢人口が維持できてこそ成り立つものです。少子化が続き、高齢者が増え、生産年齢人口が減少するようであれば、医療保険や介護保険、年金などの社会保障制度を維持していくことが難しくなります。

2

（1）①22
　　②1週
　　③1年
　　④1
　　⑤乳幼児突然死

解説 妊娠22週以降と生後1週未満の早期新生児の死亡を合わせて周産期死亡といいます。出生数に妊娠満22週以降の死産数を加えた数値の千対で示される（1000人中、何件の事例が起きたかを表します）のが周産期死亡率です。2016年（平成28年）の統計によると、我が国の周産期死亡率は3.6であり、諸外国と比較しても低くなっています。生後1歳未満の乳児の死亡は乳児死亡といい、同様に出生千対の乳児死亡率で示されます。

（2）先天奇形、変形および染色体異常

解説 新生児や乳児の死亡は、染色体の異常など、先天的な異常に起因するケースが多くなっています。

（3）**解答例** 世界的にみても最高水準の周産期医療体制が整い、医療技術、設備にも優れているため。

解説 かつてはわが国でも乳児死亡率が150以上といった時代（大正末期ごろ）もありましたが、昭和、平成と移り変わるにつれて医療が高度化し、周産期医療体制や社会保障制度もますます整備さ

れ、それに伴って子どもの死亡率も減少しました。2016年（平成28年）の統計では、わが国の乳児死亡率は2.0であり、世界的にみても非常に低くなっています。

3

（1）**解答例** 死亡原因：窒息 （理由）手指の機能が発達することで、物をつかめるようになり、そして何でも口に入れてしまうため。／解剖学的に窒息が起こりやすいため。 など

解説 乳児は何でも口に入れてしまいます。また豆粒程度の小さなものでも気管に詰まって窒息を引き起こしてしまうことがあります。誤飲し、窒息の原因となるものとして多いのはタバコです。解剖学的にも子どもは窒息を起こしやすいため、注意が必要です（15日目［1］（1）参照）。

（2）**解答例** 死亡原因：自殺 （理由）進学や学校での悩み、思春期特有の悩みなどで自ら死を選んでしまう傾向がある。 など

解説 思春期は子どもから大人へと変わるために非常に重要な時期です。ホルモンの影響で心身ともに不安定になったり、また自立と甘えが同居して悩んだり、将来について深く考える時期です。思春期の心理状態、特徴を理解した上で寄り添っていくことが大切です。

（3）**解答例** 運動機能が発達し、自分ではいはいしたり、歩いたりできるようになり行動範囲が広がるから。

解説 移動できるようになるだけでなく、いろいろなものに興味を持つ時期です。お風呂の水を不思議に思いのぞき込んで溺れたり、踏み台を使って高いところに上ってみるなど、思いがけない行動をとり、事故につながることが多くあります。

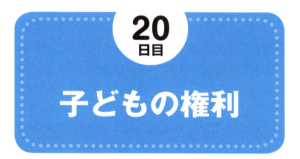

20日目 子どもの権利

1

（1）2

解説 児童憲章は、社会の児童に対する正しい観念を確立するとともに、子どもたちが守られ、幸福に生きていけるようにするために定められました。法律ではなく、罰則規定はありませんが、その精神は日本国憲法に基づいています。また保護者の責務を定めたものではありませんが、子どもを人として尊び、社会の一員として重んじ、社会全体で子どもを重んじることが示されています

（2）パターナリズム

解説 パターナリズムは、日本語では父権主義とよばれます。かつては医師をはじめとした医療者側が患者よりも上の立場に立ち、治療に関する方針を一方的に決めたり、あるいは患者に意見をさせないような雰囲気もありました。

（3）アドボカシー

解説 子どもや高齢者、障害者など、社会的弱者の権利を守るために、その権利を擁護したり、ときに代弁することで、意思決定を手助けすることを意味します。このように権利を擁護する者をアドボケイトといいます。

（4）**解答例** 病気や治療に関する内容について、まだ理解力や意思決定能力が乏しい子どもでも理解できるような方法で説明し、その同意を得ること。

解説 法的規制を受けるインフォームドコンセントに対し、法的規制を受けない患者への説明と同意を指す言葉です。法的規制がないとはいえ、小さな子どもなど、治療や病状の理解が難しい患者に対してもわかるように説明し、同意を得る行為は極めて重要といえます。インフォームドアセントの考え方を示した米国小児科学会によると、一般的に7～14歳をインフォームドアセント、15歳以上をインフォームドコンセントの対象としますが、大事なことはその子に合わせ、理解できるような方法で説明し、同意する気持ちを引き出すことです。

（5）解答例 入院や治療、検査、処置などに対する心の準備を整えることで、子どもの不安や恐怖を最小限に抑えるように支援すること。

解説 治療や検査などに対する心理的準備のことをプレパレーションといいます。絵や映像、模型なども使い、発達段階に合わせて理解できるようにすることが重要です。また、家族とも話し合い、子どもに何をどのように伝えるのかを話し合うことも重要です。同じく不安・苦痛への支援方法として、ディストラクションがあります。ディストラクションは、治療や検査、処置の際、おもちゃや人形、音楽、コミュニケーションなどを用いて子どもの意識を別の方に向けさせる（気を紛らわせる）ことで恐怖や苦痛を最小限に抑える方法をいいます。

（6）解答例 手術に対する子どもの心理的準備を促す。／手術に対する正しい知識を提供する。／情緒表現の機会を与える（泣く、不安を吐露するなど）。／治療や処置に主体的に参加してもらう。　など

解説 手術などに対して不安を取り除き、心の準備をさせたりすることももちろんですが、言いづらかった悩みや怖さ、不安などの正直な感情を表出させてあげることも大事な目的です。また治療

についてよく理解することで、自分のこととして受け止めて主体的に参加し、闘病意欲を引き出すことにもつながります。

2

（1）①15
　　②5
　　③2
　　④6
　　⑤24

解説 臓器移植法が制定されたのは1997年（平成9年）のことです。これによって、わが国でも臓器提供が行われる場合に限って脳死が人の死と認められるようになりました。その後2009年（平成21年）の臓器移植法改正により、15歳未満でも臓器提供が実質可能になりました。現在この法律の下では、本人の意思が不明でも家族が書面で承諾すれば臓器提供が可能ですが、反対に15歳未満の本人が臓器提供の意思を示しても家族が拒否した場合には臓器提供が認められません。子ども自身の臓器提供の意思決定や権利については今後の議論がまだまだ必要といえます。

（2）書面により承諾
解説 書面で同意することが必要です。

（3）解答例 深い昏睡／脳幹反射の消失／平坦な脳波／5つの検査項目の2回目判定　から2つ

解説 脳死判定は、「自発呼吸の停止」「瞳孔の散大と固定」「脳幹反射の消失」「深い昏睡」「平坦な脳波」の5つを調べ、さらにそれらを6時間（子どもの場合は24時間）後にもう一度検査するという、6項目で判定されます。

（4）解答例 小児は脳機能の回復力が高いため、なるべく時間を空けて（24時間）行う方が、より正確な判定が可能になるから。

解説 6歳未満の小児は2回目の判定を24時間

44 ● 基礎看護技術まとめドリル2

空けてから行います（生後12週未満は対象外）。

3

（1）✗
解説 児童の権利に関する条約（子どもの権利条約）では、18歳未満を児童と定義しています。

（2）○
解説 病気となり、入院や治療が必要な子どもだけが対象なわけではなく、あらゆる子どもを対象にしています。

（3）○
解説 「児童の権利に関する条約」をふまえ、1997年には児童福祉法が大幅に改正され、より充実したものとなりました。

（4）○
解説 子どもであっても意思を示したり、その権利が守られることは重要です。

（5）✗
解説 遊ぶ時間を決めたり、治療・処置の妨げとならないようなルールを守った上でテレビを観たり、ゲームなどで遊ぶことは問題なく、子どものストレス発散にもつながります。

（6）✗
解説 治療などに対する正しい情報、知識については、子どもにも知る権利があります。家族と話し合った上で子どもに伝えていくことが大切です。

（7）○
解説 両親のプレパレーション参加は、子どもの不安軽減に加え、両親の治療に対する理解にもつながります。

（8）○
解説 現時点では15歳未満の子どもが臓器提供の意思決定をしても、家族が拒否した場合には臓器提供は認められません。子どもの自由な意思決定や、臓器提供などに関する権利について、今後も議論していくことが望まれます。

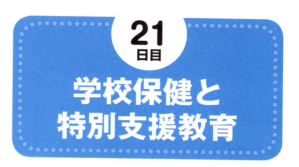

21日目 学校保健と特別支援教育

1

（1）①三
　　②治癒
　　③飛沫
　　④5
　　⑤2
　　⑥学校長

解説 一類感染症と二類感染症は、症状の重篤性から危険度が高いとされている感染症で、一類にはエボラ出血熱やペスト、二類にはジフテリアや鳥インフルエンザなどがあります。感染症法の第6条で規定されているこれらの一類と二類の感染症が学校において特に予防すべき感染症のうちの第一種に分類されています（結核は除きます）。第二種感染症は、せきやくしゃみなどにより飛沫感染する感染症で、罹患する児童・生徒も多く感染拡大の恐れが高いものが分類されています。第三種の感染症は、学校教育での活動を通じ、学校において流行が広がる可能性が高いもので、コレラや細菌性赤痢、腸チフスなどが分類されています。第三種の感染症に罹患した場合には、学校医

やその他の医師が、他人に感染の恐れがないと認めるまで出席停止になります。

（2）**解答例** 学校という閉鎖的な場においては、多くの児童や生徒、教職員が集団で生活をしており、感染の流行が広がる可能性が高いため。

解説 学校では長時間にわたり同じ教室で学び、食事や遊びをすることになり、感染症が極めて拡大しやすい場所といえます。

（3）**解答例** 解熱した後3日を経過するまで。

（4）**解答例** 発疹が消失するまで。

（5）**解答例** すべての発疹が痂疲化するまで。

解説 痂疲とは、炎症などによって損傷を受けた組織から分泌される膿（うみ）などが皮膚の表面に流出し、凝固したものをいいます。血液が凝固したものは血痂（一般的にかさぶた）とよばれます。

（6）①✕
　　②○
　　③✕
　　④✕

解説 おたふくかぜともよばれる流行性耳下腺炎は、耳下腺や顎下腺、舌下腺の腫脹発現後5日を経過し、その上で全身状態が良好になったときに出席停止が解除されます。よって①は✕です。咽頭結膜熱（プール熱）はアデノウイルスによる感染症で、風邪の症状を示します。感染経路はさまざまですが、夏季にプールの水を介して流行が拡大することが多いためプール熱とも呼ばれています。出席停止は感染症法ではなく、学校保健安全法の第19条に規定されています。よって③は✕です。治療法も確立された現在では結核は過去の病気と考えられがちですが、今でも年間2万人近くが罹患する感染症です。とくに抵抗力の低い乳

児は重症化しやすく、予防のためにBCG接種が行われています。

2

（1）①学校保健
　　②学校保健安全
　　③職員
　　④保健室

解説 学校における健康の保持増進を図るため、適切な保健管理と保健教育を行うために定められているのが学校保健安全法です。その中では保健室の設置（第7条）や健康相談の義務（第8条）、健康診断の実施（第11〜第18条）などが定められています。

（2）2

解説 健康診断は学校保健安全法の第11条〜第18条で規定されています。第13条では、「学校においては、毎学年定期的に、児童生徒等（通信による教育を受ける学生を除く）の健康診断を行わなければならない」と、年に1回の健康診断を規定しています。同様に学校の教職員も年1回の健康診断が同法第15条で定められています。

（3）2

解説 学校保健安全法の第8条は、「学校においては、児童生徒等の心身の健康に関し、健康相談を行うものとする」と規定しています。

（4）4

解説 健康相談は学校医だけでなく、養護教諭や担任教諭も積極的に行うように定められています。学校医は、「置くことができる」ではなく、学校保健安全法の第23条により、「置かなければならない」とされています。健康相談の結果は、21日以内に本人・保護者に通知されます。よって正しいのは4です。

3

（1）ア：特別支援
　　　イ：特殊
　　　ウ：特別支援
解説 目の不自由な人が通う盲学校や耳の不自由な人が通う聾（ろう）学校、知的障害や病弱児などが通う養護学校は、2007年から特別支援学校とよばれるようになりました。障害を持つ人を社会から隔離して学ばせるのではなく、社会に復帰し、健常者と同じように学んだり働くことができるようになるための特別な支援を行うという目的が強くなりました。

（2）2
解説 障害を持つ人や子ども、高齢者、貧困者といった人々を、社会的弱者として特別視したり過剰な保護を行うのではなく、健常者と同じように地域社会の中で当たり前に生活できることこそがノーマルな社会であるとする考え方をノーマライゼーションといいます。

MY NOTE

SENKOSHA

別冊　解答と解説
〈3週間速習〉実習までにやっておきたい！
小児看護学まとめドリル
― おさえておきたい小児看護の基本 ―